ナースが元気になる人事管理

WLB《ワーク・ライフ・バランス》成功メソッド18

竹中君夫 著

WLB（work-life balance）：ワーク・ライフ・バランス／仕事と生活の調和

いきいきと働く一方で、子育てや介護、あるいは個人の時間なども大切にできている、仕事と生活のバランスが十分にとれた状況。本書では、24時間体制かつ女性中心という、他職種にはない難しい課題を抱えたナースのWLBを支えるために必要な人事テーマを取り上げます。また、多様な勤務形態や休日の保障だけでなく、育成・処遇や経営サイドの課題なども含めた経営戦略として、「WLB」という言葉を使っています。

ご挨拶

私は、日本で一番人口の少ない鳥取県の医療福祉機関で人事担当者を務めています。

２０１２年の２月、日本看護協会のOさんから「ワーク・ライフ・バランス（ＷＬＢ）関係の委員に加わってもらえませんか?」とお電話をいただきました。突然のお話しでしたので、「どうして私なのですか?」とお尋ねしましたら、「委員会に現場の人事担当者を増やしたい」というご主旨でした。日本看護協会の委員は、とても公益性の高いお仕事ですし、たとえこちらが希望したとしても、なかなか指名してもらえるものではない……そう思い、所属する社会医療法人明和会医療福祉センター（※）の許可を得て、「地域へのＷＬＢ普及推進委員会」の末席に加えていただきました。

この委員会は、ＷＬＢ推進ワークショップ事業を全国で展開し、「ＷＬＢでナースが働き続けられる職場環境を実現したい」と考える医療施設から、たくさんのナースが参加していました。私は、Ｉ県・Ｏ県・Ｇ県・Ｍ県に派遣されたのですが、この仕事に対して抱いていた甘い考えを改めることになりました。とにかく、きれいごとでは済まないのです。

まず「人が足りない」。ただ、これは、さまざまな採用テクニックがありますから、その情報をお伝えすればよく、まだ悩みのレベルとすれば軽いほうです。

最も深刻と思われたのが、「子育てで日勤専従の人ばかり増えて、残ったナースがつぶれる寸前」「楽をしている人たちに対して複雑な思いがある」「私たちは認められていない」というものでした。ナースが不足しているうえに、働いているナースの間に複雑な思いが横たわっているという状況は深刻すぎます。目に涙を浮かべて厳しい現状を訴える方もいて、ギリギリまで追い込まれている現場の実態に言葉を失いました。

こうした人たちに対して、「お互いさま」などのWLBの優しい理念をいくら説明してみても、救いになりそうもありません。「現場を知らない有識者はキレイごとばかり……」となることを心配しました。

私は、覚悟を決めました。今となっては全く失礼な話だったのですが、委員の任期は1年ですし、何か問題があって委員を外れることになっても、ナースではない私のダメージはさほどでもありません。そこで、委員会の主旨を尊重しながらも、WLBの教科書には載らない……だけど、うまくいく可能性が高いという、リアルな成功モデルの情報をできるだけお伝えするようにしてみました。要は、私が所属法人の会議室や廊下で、看護部長や看護管理職、さらに中堅スタッフからルーキーまで、毎日現場のナースと話している内容のまま、日頃から看護部に提供している資料のままで対応してみたのです。

WLB推進ワークショップはわずか2日間の開催ですので、自分自身の対応が正しかったのかどうか、自信もないまま1年の委員任期が終了しました。しかし、あれから早いもので5年以上が経つのですが、都道府県看護協会様とのご縁が続き、新たに訪問させていただいた県を合わせると30を優に超えました。

また、懐が深くて心優しい日本看護協会の皆さんからも、時々お声掛けをいただいています。どうも、今のところは、〝あれで〟よかったみたいです。

この本は、それらのワークショップでお伝えしてきたことや、ナースの皆さんからいただいたご質問などを元にまとめたものです。日本看護協会機関誌「看護」に2016年から連載した内容をベースに、大幅に加筆して構成しました。個人情報に配慮してそれぞれに加工はしているものの、紹介する内容は、すべて現実のエピソードに基づいています。これらの成功のヒントを、【STEP1】から【STEP10】として紹介していきます。進んでいくほど難度が増すようになっています。また、人事担当者として特に試してほしいと考えていることは、【成功メソッド】として表記しました。

公立だろうと民間だろうと、また地域性にも関係なく、さらに、どんな人員規模であっても、すぐに取り組むことができるうえに成功確率が高いと思われることばかりを書いてみました。

確約はできませんが、そこそこの自信はありますので、皆さんの施設で試していただけると嬉しいです。

2018年7月　**竹中君夫**

※社会医療法人明和会医療福祉センター（鳥取県鳥取市）

渡辺病院（精神科・心療内科・神経内科308床：写真上）、ウェルフェア北園渡辺病院（内科・神経内科・リハビリテーション科360床：写真下）と、3つの認知症グループホームなど福祉部門を含めて約700名（うち看護職は約300名）の職員が在籍。医療機関として全国初となる「均等・両立推進企業表彰」（厚生労働省）ファミリー・フレンドリー企業部門厚生労働大臣優良賞（2016年度）や、第4回「ワーク・ライフ・バランス大賞」（ワーク・ライフ・バランス推進会議）優秀賞（2010年度）など、看護職のWLBと病院経営を両立させている医療福祉機関として知られている。

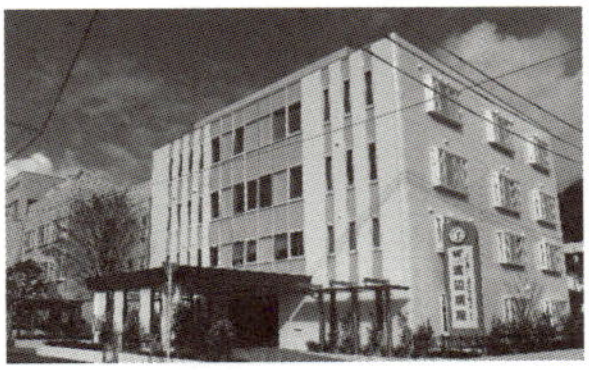

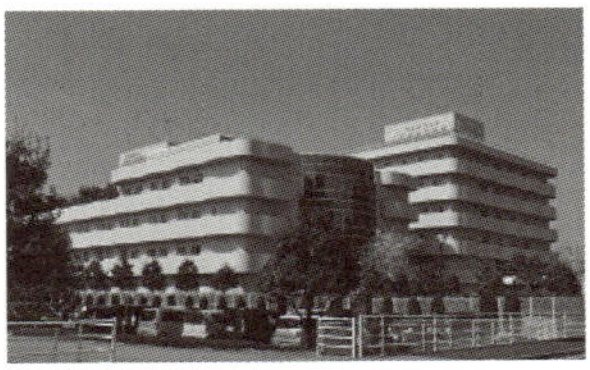

目次

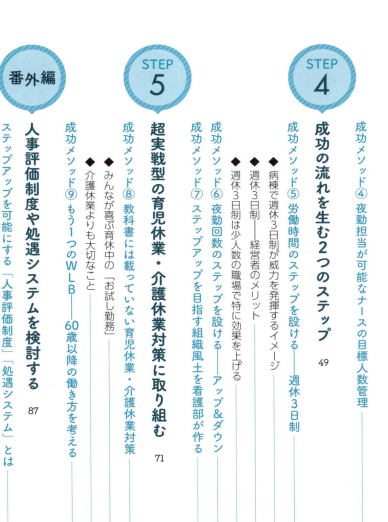

STEP 10

WLB完成の鍵は看護部にあり

151

【Q&A】

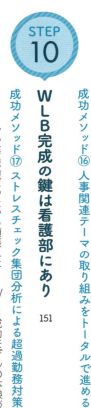

STEP1

ナースのＷＬＢは「特別」ということを知る

はじめに――看護部の孤独

昨年のこと、数年前にワーク・ライフ・バランス（以下、ＷＬＢ）推進ワークショップで支援させていただいた、ある県の看護師長さんから、ご相談の電子メールをいただきました。

――私たちは、もともとギリギリの人数で病棟を運営していました。そこにＷＬＢの話が出て、長期間の育児休業や育児短時間勤務の制度を使う人が増えたので、実際に働けるナースは少なくなって時間外勤務が増加しています。また、日勤のみの人が増えたので一人当たりの夜勤回数も大変な回数になっています。看護部のみんなで相談して、経営陣にナースの追加採用をお願いしたのですが、「在籍するナースの人数そのものは増えた分、給与費は増える傾向にあります。育休の人が復帰するまで、何とか頑張ってもらえませんか」という回答が戻ってきました。

たしかに4月に復帰する人はいますが、夜勤には入れないでしょうし、当院はナースの平均年齢が約30歳、次の産休・育休も控えています。今ではみんな、有給休暇がほとんど取れていません。子どもの学校の参観日や運動会はもちろんのこと、入学式や卒業式でさえ、相当に配置のやり繰りをしないと出席できない状態です。看護師長として、とてもつらいです。**みんなが働き続けられるようにＷＬＢに取り組んできたのに、今では、ＷＬＢに取り組む前よりもひどい環境**になっています。いったいどうしたらよいのでしょうか。

あまりにも深刻な話ですが、こうした悩みは、ＷＬＢに取り組んだことのある看護部の皆さんであれば、ある程度想像できるものだと思います。残念ながら、これが現場の実態です。法律を守り、育児や介護にかかわる人たちを支えるために精一杯取り組んだはずなのに……やはり、ナースという業種にＷＬＢを導入するなどキレイごとに過ぎなかったのでしょうか？

いえいえ、苦労されたことは決して無駄ではありません。この看護師長さんの病棟が遭遇している深刻な課題の中にも、成功するためにはどうしたらいいのか、大切な情報が示されています。そして、ＷＬＢへ取り組む基盤が整っているのであれば、やり方を少し変えるだけで状況は一気に好転するかもしれません。

では、何をしたらよいのか？　まずは「ナースは特別なのだ」と理解するところから始めてはいかがでしょうか。

❖ 他業種のＷＬＢを応用するだけでは無理……と認めることからスタート

日本看護協会が実施する「看護職のワーク・ライフ・バランス（ＷＬＢ）インデックス調査」

には、平成27年度は全国で370施設、6万人を超えるナースが参加しています。その中には、職員満足度を調べるために、看護部門だけでなく検査部門や事務部門、薬剤師部門なども加えたうえで、同じ質問項目による独自調査を実施した病院もあったようです。

次に紹介する資料は、そんな病院のデータを加工したものですが、ここにナースのＷＬＢの難しさを示す典型的な傾向が表れています。

取り上げたのは「職員を大切にする組織ですか?」という質問項目です。診療・事務部門では「そう思う」「ややそう思う」と回答した人が約7割であるのに対して、看護部門は約3割にとどまっています。ナースの3分の2が不満を抱えている現実を目の当たりにして、看護部長さんは頭を抱えているのですが、同じ人事システムを適用している診療・事務部門の満足度と大きな差があったことも、さらにショックだったようです。

でも、考えてみたら、これは当たり前のことかもしれません。

実は、ＷＬＢで、ひたすらスタッフの権利を大切にして、制度拡充だけを進めると、日勤の事務部門などでは、いいことだらけです。一方でナース、特に病棟勤務の皆さんにとっては、いいことだらけということはあり得ません。その理由……少し想像していただければピンとくるのではないでしょうか。

それは、**看護部には圧倒的に女性が多く、さらに24時間365日配置という、事務部門など**

WLB の典型的なパターン

■病院のインデックス調査から

Q. 職員を大切にする組織である

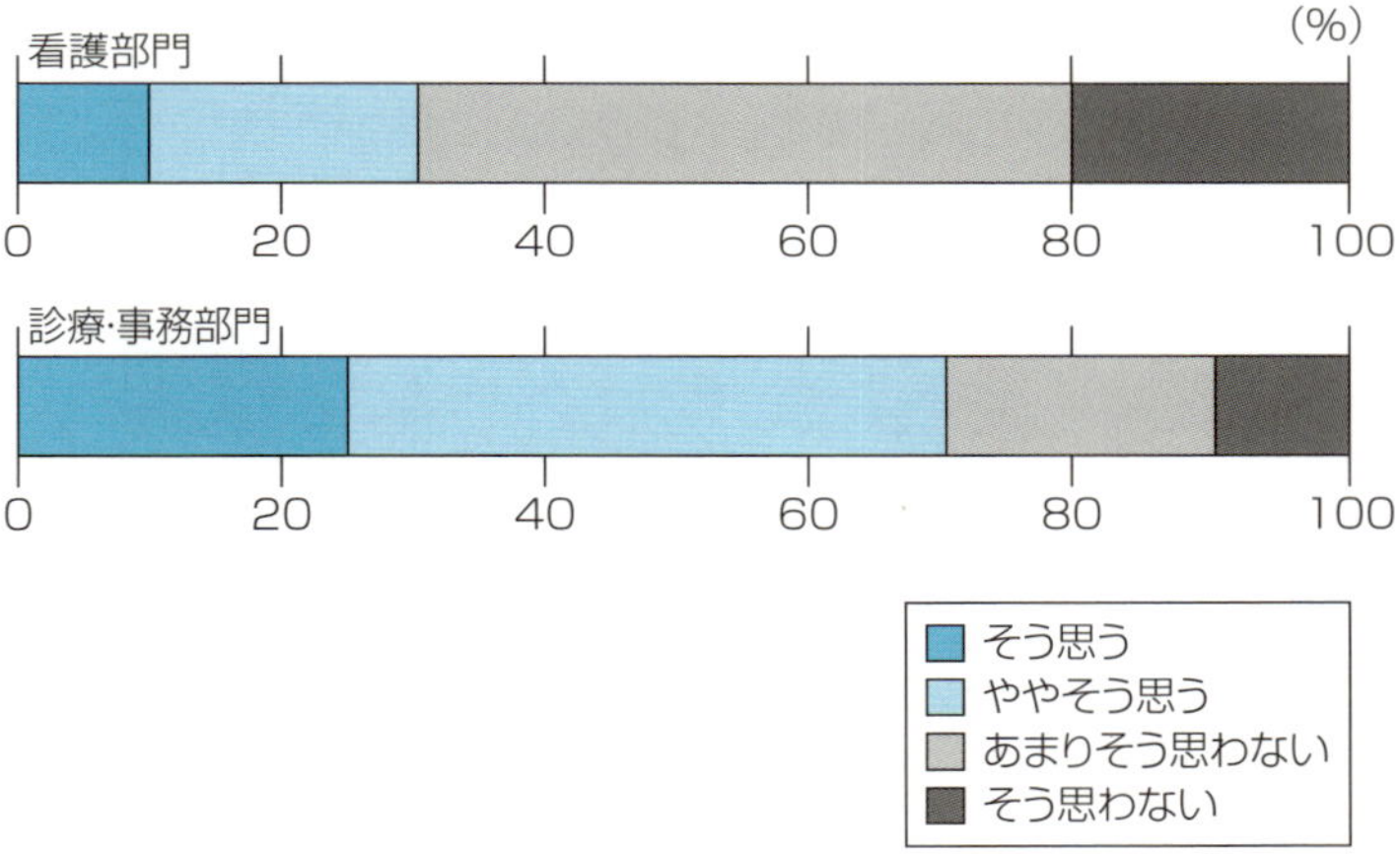

- ひたすら WLB の取り組みを推進した場合、診療・事務部門のように日勤主体の職場では、職員のデメリットは少ない
- ところが、24 時間体制の看護部門では、職員のデメリットも多くなる

にはない特別な状況があるからです。朝も夕も、もちろん夜間も、土曜も日曜も年末年始も関係ない、そんな看護部に、日勤で土日休みの事務部門と同じスタンスのＷＬＢ制度を適用しても、無理が生じるだけなのです。この事務部門を、ＷＬＢで先行している他の業界に置き換えていただくと、さらに、苦労している理由がわかりやすくなると思います。ナースのＷＬＢを考える際には、ＷＬＢで先行している業界の基本的な勤務形態とナースの勤務形態を、もう少し慎重に比較するべきだったのかもしれません。

さらに、問題は勤務形態以外にもあります。

ナースは、チームで動く機会が多いだけに、個々のスタッフが仕事のメリハリをつけづらい、時間の裁量も少ない職種といえます。言葉は悪いのですが、私たちのようなオフィスワーカーは、重たい仕事を後回しにしたり、夕方早く帰れるように、その日の仕事量を少なめにしたりといった調整がしやすい職種です。これに対して、ナースがそんなことをしたら大変なことになります。

時間や仕事量を個人が調整しやすい職種にとって、ＷＬＢ制度の拡充はいいことだらけ、その対極にあるナースにとっては、制度の恩恵にあずかる人は別として、看護部組織全体からすれば混乱を招く可能性が高いことを承知しておく必要があります。

それにしても、病院で働くすべての職種の中で、WLBに着目して取り組んだのは、看護部が一番早かったはずです。先進的な考え方で、はるかに先行していたはずなのに、今、その看護部の皆さんがWLBに最も苦労している……何だかやりきれない話です。

❖ナースは法律で定められた権利さえ使えない？

それでは、どうして看護部だけがWLBで苦労し続けるケースが出ているのか、掘り下げて考えてみます。

実は、私たち、人事システムを運用する側から正直にお話しすると、ナースの場合、法律で定められている育児休業制度（以下、育休）や育児短時間勤務制度（以下、育児短時間）さえも、事前に対策をしておかない限り、いつかは権利の行使が難しくなるはずです。

このような本音は、何といっても法律が保障する権利を否定するものだけに、なかなか耳にされることがないと思います。でも、現実は現実、以下の事例は現場ではよくある話です。

30名のナースが配置されている病棟で、同時期に4人が育休を利用することになりました。一般企業では、なかなかみられないケースですが、女性比率が高い看護部では、そこまで珍しいことではありません。

加えて、どの病院も人手不足。いわゆる売り手優位の市場です。欠員補充のために求人を出しても、なかなか応募はありません。代わりの職員確保の問題は他の職種よりも相当に深刻です。現実問題として、そんなにナースが余っているわけがないからです。これだけで、病院がどんなに頑張っても、育休さえ取れない状況ができあがってしまいます（資料内、上表）。

では、今度は無事育休が取れたとして、4人全員が育休から復帰するときのことを想定してみます（資料内、下表）。彼女たちが、法律が保障する育児短時間の権利を行使しようとしたとき、どんなことが起こるでしょうか。

勤務終了時刻を17時30分とすると、4人全員が育児短時間で2時間短縮して15時30分に帰宅、夜勤の引き継ぎまで4人が欠けた状態で患者さんに対応することになります。

たとえば、日勤帯10人で患者さんを看護するところが6人になってしまうわけですから、これは明らかに大変ですし、緊急時の対応など、医療安全の視点からも非常に不安です。こうした患者さんのリスクを放置することはできませんから、安全確保のために、病院は育児短時間で欠ける人数と同じ4人を雇わざるを得なくなります。

しかし、そうすると給与費が大きく増えることになります。もちろん、病院の収入が増えるわけでもないので、この時点で、私たちのような事務部門は、どうしてよいのかわからなくなって思考が停止、「看護部の中で何とか頑張って解決してください」と、問題を看護部に預け

育休も育児短時間も使えなくなる？

- 10 年前と比べて育休→復帰が増
- 女性中心の職種だけに……

ナース	①	②	③	④	⑤	⑥	⑦	⑧	⑨	⑩
育休の課題	フルタイム勤務						育休中			
	• そもそも育休が多い • 代替職員確保の問題が他職種より深刻 • 売り手優位の市場 • 4 名分⑦～⑩の欠員 ⇒代替職員の発想でやれるほど、ナースは余っていない									
育児短時間の課題	フルタイム勤務						育児短時間勤務			
	• ⑦～⑩（育児短時間）のナースは全員が 15：30 に帰宅 • 4 名が欠けた状態で 2 時間 ⇒患者のリスクを放置できない ⇒代替職員の 4 名も正職員として確保すれば給与費高騰 ⇒病院の収入は増えない						• 新たに発生する育児短時間の希望を受け入れられるか？ • 次の出産に耐えられるか？			

- 5 年前 10 年前と比べて、育休が取れるようになり、育児短時間で夕方早くに帰宅できる人が増えた
- 一方、女性中心の職場では、その陰で深刻な問題が発生していることが多い

※ 30 名配置の病棟を 10 名で図式化

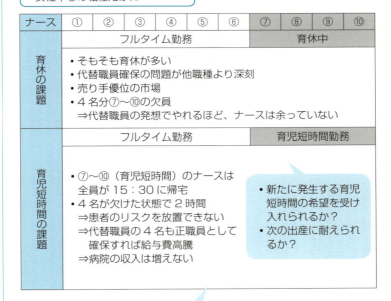

ようとする……そんなひどいケースがないこともないのです。

以上の結果、育休に引き続き、法律で定められた権利、育児短時間さえも使えなくなるという状況に陥る可能性があるのです。このように、ナースの場合、法律で規定された育休や育児短時間のような、最低限の権利を行使することさえ無理筋……といえるかもしれません。

ただ、1つだけ、こうした問題を一気に解決する裏ワザがあります。就業規則に「1病棟につき毎年1人だけ出産を許可する」という条文を追加するのです。これで育休・育児短時間は思いのままとなりますが……これは法律違反の就業規則ですから、現実にはこんなことはできません。

❖育児短時間や日勤専従の権利を行使できたとしても……

では、病院全体にWLBの意識が浸透していて、育休も育児短時間も、さらに夜勤免除も……法律が保障する権利を、希望するナース全員がフルに行使できている場合はどうでしょうか。

現実には、ここで紹介するAさんの話こそ、今、全国の看護部が一番頭を悩ませている事例、そして、悲しすぎる事例です。

ストレートに書きますと、**法律が保障する権利を最大限に行使することは、必ずしも幸せなことではない**、むしろ、看護部組織だけではなく権利を行使するナースにとっても、**つらい選択となり得るかもしれない**ということです。法律どおりの対応に文句をつけるなんて……と、お叱りを受けそうですが、それが現実なので仕方がありません。

28歳で出産したAさんは、30歳で看護の現場に復帰しました。「子どもが小学校に入るまでは育児短時間＋夜勤なしで働きたいです。また、仕事と育児の両立は大変なので、委員会やリーダー業務などは、できれば外してほしいです」というAさんの申し出に対して、看護部は「法律が保障する大切な権利だから、日勤専従と育児短時間を保障しよう。お互いさまというWLBの理念に沿って残りの人たちで頑張ろう」と受け入れます。

一見、何の問題もなさそうな、全国でもよくあるであろうこのケース。しかし、数年後、Aさんも看護部も、大変な問題に遭遇することになります。

Aさんは34歳となり、その子どもは小学校に入学します。法律で保障される、いわゆる〝権利期間〟は過ぎたわけです。今度は看護部が「ではそろそろ夜勤に加わってください」と伝えます。しかし、6年間以上の夜勤ブランクがあるわけですから、Aさんとしては、容易に「はい。わかりました」と言えるはずもありません。かつては、普通にこなしていた日勤のチームリーダーの仕事さえ、長らく補助的な役割を担ってきたAさんには難しいかもしれません。

ただ、看護部（病院側）には、「法律どおりに権利を保障して、誠実にAさんに対応してきた。そろそろペースアップしてもらわないと困る」という思いがありますから、「病院の規程どおりに勤務してください」と要請を続けます。

その結果、看護部とAさんの交渉は難航し、ついには「規程どおりが難しいのでしたら、ほかの雇用形態、たとえばパートタイマーへの切り替えを希望されますか？」などという、とんでもないやり取りが発生しかねない状況となります。

結局、育児短時間＋夜勤なしで、負担の重い仕事も回避し続けたまま相当期間が経過した場合、どんなに看護部が教育プログラムで支援したとしても、ナースが第一線に復帰するのは容易ではないということです。ここに至って、Aさんは、使える権利をすべて行使し続けてきたことを後悔するかもしれません。しかし、もう間に合わないという状況に陥ってしまったのです。

ちなみに、この事例のエピソードには続きがあります。

私のような人事担当者は、「いくら本人が希望したとしても、正職員がパートタイマーに移行するなんて可哀想すぎる」と考えるものですから、「パートタイマーではなく、短時間正職員のような形で月給制を維持するのはどうですか？」と提案したことがあります。すると、師長・

権利をすべて行使すると……

【事例】
- 28 歳で初めて出産したＡさん
- 2 年後、30 歳で職場に復帰

Ａさん	病院（看護部・事務部）
• 子どもが未就学のうち（自身が 34 歳まで）は夜勤なしでいこう • できるだけ短時間でいこう • 委員会やリーダーを免除してもらおう	• 法律が保障する大切な権利だから希望を受け入れよう • お互いさま意識で残りの人に頑張ってもらおう

⇩

Ａさんの子どもが小学校に入学……法律で保障される権利期間は過ぎた

[Ａさん]
- 6 年間のブランクで容易に対応できるわけがない
- 日勤のリーダーもできない

[病院]
- 夜勤者は不足している
- 夜勤を頑張ってもらいたい
- 規程の勤務ができないならパートに

有識者提案「パートはひどい。短時間正職員はどうか？」

[周囲のナース]
- ずっと楽をしてきた人に、さらに権利を与えるのは納得いかない
- 能力的に追いつけないのでは？

主任級の皆さんから次のような答えが返ってきました。

「理屈はとてもよくわかります。でも、**法律上の権利とはいっても、周囲のナースの支えがあったからこそ、ずっとずっと楽な勤務ができた**わけです。そんな人に、法律上の権利が失われた後も、さらに病院独自の権利を与えるのは、どうしても納得がいかないのです。それに、これだけブランクがあったら、**専門職として周囲に追いつけるかどうかもわからない**です」

……ある意味、冷静で切実すぎる本音です。私は、それ以上の提案を控えざるを得ませんでした。しかし、制度を利用したAさんに落ち度があったわけでもないのです。

❖法律どおりは最悪？

法律的には、全く落ち度がなかった病院とAさん、ともに誠実に対応してきたのに、最後は思いやりもなく、法律上の権利を主張し合った結果、お互いが全く納得できない結果となりました。悲しすぎる結末です。

この事例のポイントはどこにあるのか？

現場のナースの皆さんでしたら、すぐに2つのポイントに気づかれると思います。

1つ目、最もまずかったことは、仕事と育児の両立は大変だろう、育児短時間の人には大変だろうといった気遣いで、委員会やリーダーを免除してしまったことです。

法律が保障するのはさまざまな働き方であって、周囲の人たちより軽い仕事ではありません。育児短時間であろうが、それ以上に労働時間の短いパートタイマーであろうが、看護の現場に出る以上、患者さんのために頑張ることが当たり前の考え方です。仕事と育児の両立が大変であっても、頑張ることまで放棄してしまったら、職場の中で落ちこぼれていくのは当たり前です。

そして2つ目、法律は、夜勤免除や短時間など、緩やかな勤務を保障してくれますが、ペースダウンした勤務を続けている間に周囲のナースとの間についた「専門職としての実力差」を埋めてはくれないということです。

もちろん、育児中に、専門職として少し後れをとったナースのために、教育や支援のプログラムを整備している病院はたくさんあります。しかし、どんなにキレイな言葉を並べてみても、さらには「短時間のナースも、適正に評価し、活躍し続けられる環境でないとおかしい」と主張してみたとしても、多くの場合、なかなか先頭集団に追いつけるものではありません。

ペースダウンの年月が長くなればなるほど、元に戻れる可能性は低下し、元に戻るための時間はかかるというのが現実かと思います。

法律があろうとなかろうと、頑張れるところは頑張らなければ、そのナースは専門職としての成長の機会を失ってしまう……その結果、将来的に法律の保障がなくなった時点で、乗り越えられない深刻な場面に遭遇するかもしれないのです。

ですから、現場の皆さんには、何が本当に正しいことなのか考えていただきたいのです。一般的に推奨されているとおりに対応することがすべて正解ではありません。どうしたら幸せにナースを続けられるのか？　現場だからこそ、わかることが必ずあるはずです。

❖課題に向き合えば道は開ける

何だか、途方に暮れてしまうような話ばかりが続きました。しかし、全く落ち込む必要はありません。

他の業界や職種に先駆けて、全国的にＷＬＢに取り組んできたナースの皆さんには、ＷＬＢの基本的な考え方が浸透しつつあります。それに、ここまでに紹介した現場の苦労は、すべて成功に向けた貴重なデータとなるものです。課題もわかっているのですから、その対策をとればよいだけのことです。そして、全国には、そうした課題を悠々と克服した成功モデルも、たくさんあります。

ここで再び、ＷＬＢインデックス調査結果のデータをご覧ください。資料のとおり、成功した病院と全国値の差は歴然としています。

WLB に成功した病院の調査結果①

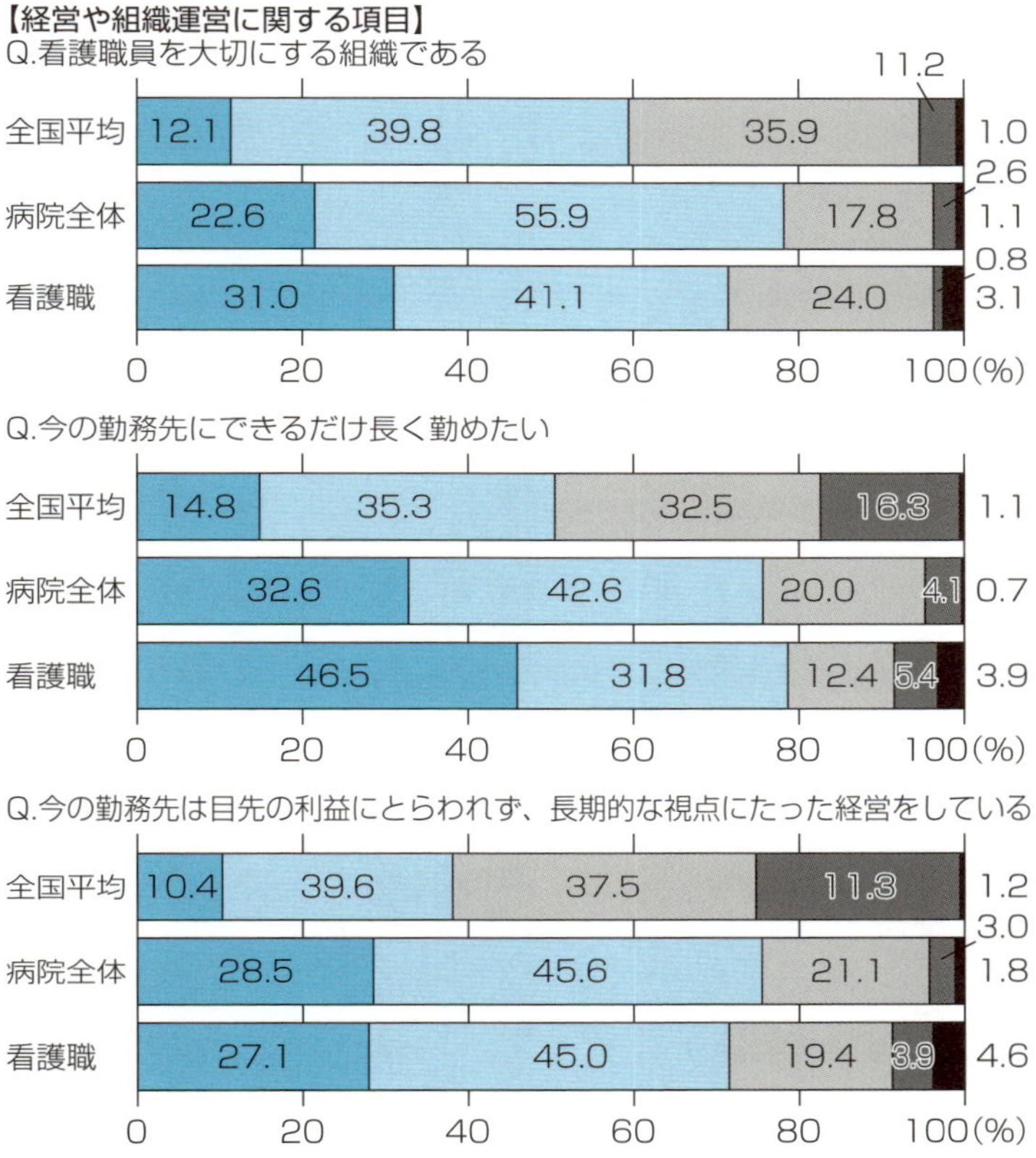

- 全国（参加病院）平均は 2012 年度のデータ
- 事例病院は病床数 300 ～ 400.
  職員数約 300 ～ 350 名．看護職 140 名
- 2012 年度調査は看護職のみ参加．2016 年度調査は全職員参加．回答率はいずれも 90 ～ 95%

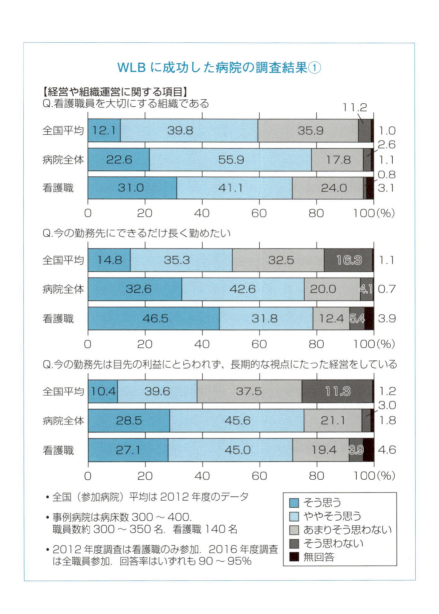

この病院では、全国的に数値を引き上げるのに苦労している「職員を大切にしている」「今の勤務先に長く勤めたい」「目先の利益にとらわれず長期的な視点に立っている」といった、経営や組織運営に関する項目で高い満足度が示されています。

次に示す、いわゆる〝WLB関連項目〟については言うまでもありません。看護職の満足度が80％を悠々超えて90％に到達している項目さえあります。

さらに注目点を一つだけ挙げておきたいと思います。

それは、職種による差がみられないことです。2012年度にナースだけが回答したものと、2016年度に全職種が回答したものを比較すると、大きな差がないことがわかります。ナースも医師も、検査技師も事務員も、**職種に関係なく高い満足度に到達することがWLBの成功モデル**となります。

ちなみに、WLBで苦労された看護部の典型的な悩み、「夜勤を免除された子育て中のナースの満足度は高まったが、その他のナースは、業務負担が重くなったので大きな不満が生まれた」について、成功モデルの病院のインデックス調査結果に注目したところ、そうした差はほとんどみられませんでした。

逆に、**子育てしている人よりも、そうではない人たちの満足度が高くなっている**そうです。

適切に対応すればWLB制度を使う人も使わない人も満足させられる、ということです。

WLB に成功した病院の調査結果②

【WLB に直接関係する項目】

Q.業務が終われば周囲に気兼ねなく帰ることができる

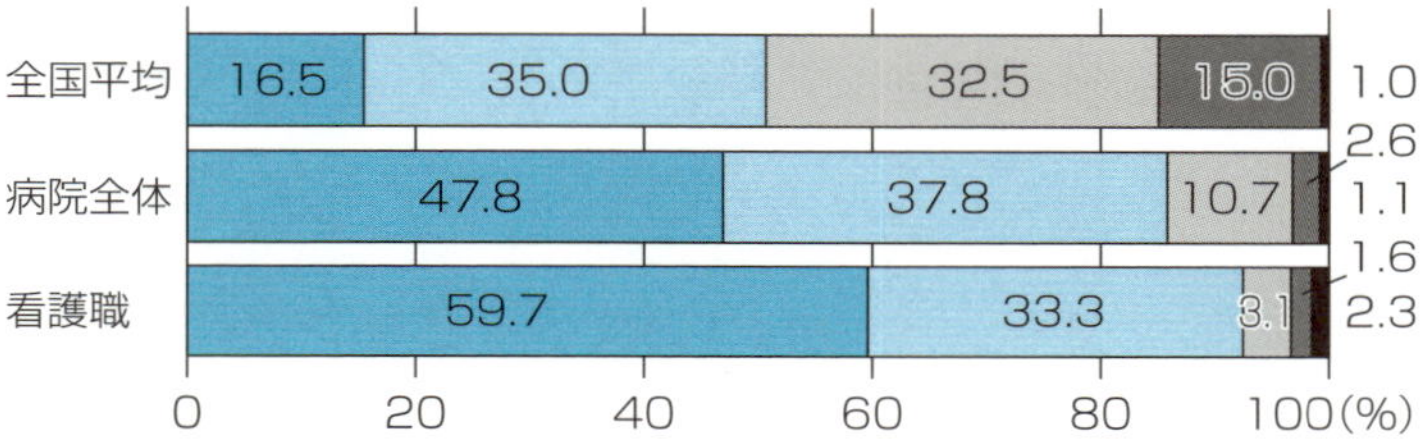

Q.有給休暇は必要に応じて取得できる

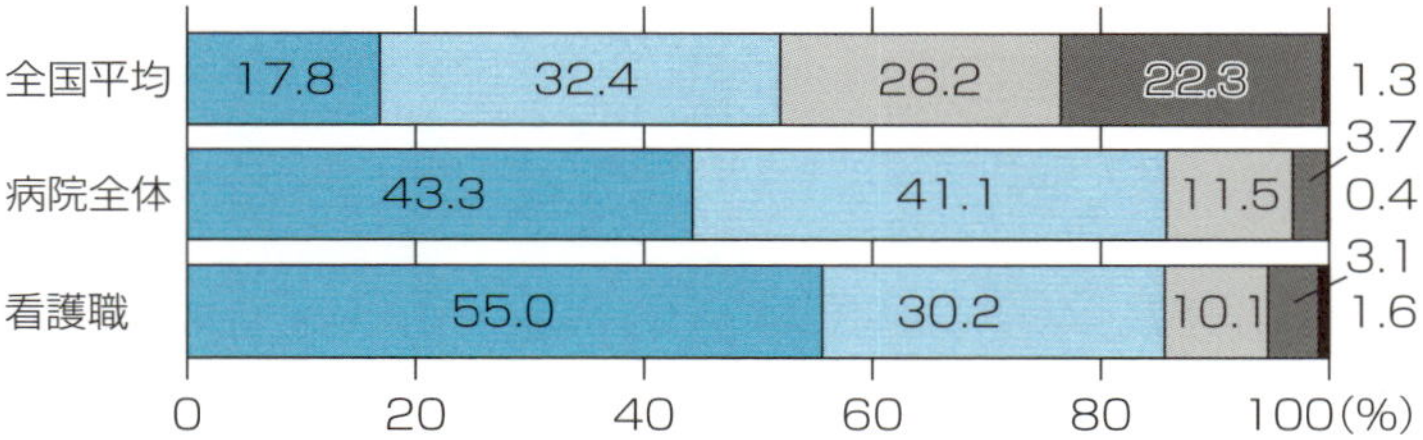

【全国的に特に満足度が低かった項目】

Q.現在の仕事の量と内容に対して今の給与は妥当である

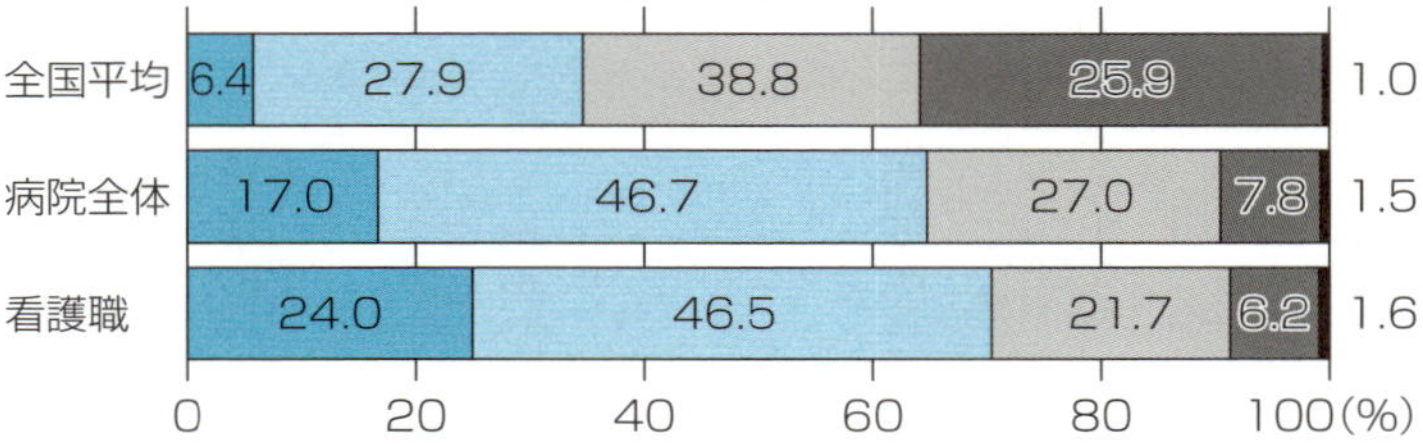

- 全国（参加病院）平均は 2012 年度のデータ
- 事例病院は病床数 300 ～ 400．職員数約 300 ～ 350 名．看護職 140 名
- 2012 年度調査は看護職のみ参加．2016 年度調査は全職員参加．回答率はいずれも 90 ～ 95%

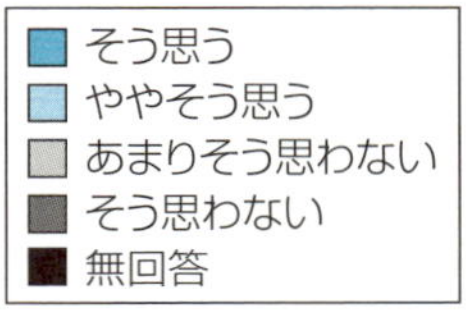

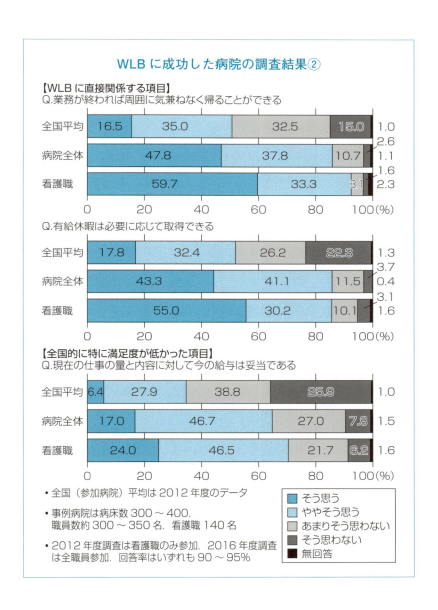

ところで、注目していただきたいのが最後のグラフです。経営的に最も対応が難しそうな「現在の仕事の量と内容に対して今の給与は妥当である」という質問項目に対する結果です。やはり、事例病院では全国平均を大きく上回る満足度を記録しています。こうした数値をみると「この病院は、潤沢な資金を背景に、とても高い給与を支給することでWLBを成功させているのだろう」と思われる方もいそうです。ところが、実際はそうではなく、平均基本給・賞与、さらに諸手当さえも、すべて平均的な額でした。まあ……考えてみれば当たり前、診療報酬は全国共通なのですから、事例病院が他の病院よりも格段に高い給与をナースに支払えるわけがないのです。

成功病院では、どんなテクニックが使われたのでしょうか？

実は、特別なことは何も行われていません。WLBの理念に沿って当たり前の取り組みを進めた結果……のようです。ですから、苦労されている病院の皆さんにも、ちょっとしたことで状況が好転することを知っていただきたいと思います。次章【STEP2】から具体的に紹介していきます。

STEP2

「人員計画」でナースの必要人数を見える化する

成功メソッド① 欠員状況を明らかにする

1つ目の提案は、とても地味なのですが、効果は〝絶対〟というものです。当たり前のことですが、看護部の組織マネジメントはナースを配置することから始まります。しかし、ここでつまずく看護管理職の方が意外に多い気がします。

ナースが足りないのであれば、まずは、ナースの配置人数を、これまでよりも具体的かつ客観的に把握することです。「産休・育休が増えた」「欠員が増えた」ということを数値で明確にするのです。

たとえば、WLBの取り組みが本格化する前と現在の対比、10年前の7月の配置人数のリストと今年7月のリストを対比してみるのはよい方法です。10年前のものがなければ、7年前でも5年前でも構いません。「育休による欠員状況」や「育児短時間による夕方の欠員状況」、さらに「1人当たりの夜勤回数」などを比較してみるのです。

すると、現在、ナース不足で苦しい状況に置かれている看護部であれば、

・育休が増えたために、在籍するナースの人数は変わらないのに、働ける人数が減っている
・育児短時間が増えて、夕方に空白時間ができている
・日勤専従者の比率が高まり、夜勤回数の多い職員が急増している

・正職員の人数に対してパートタイマーの人数比率が高まっている

といった、とても厳しい現場の実態が相当に高い確率で浮かび上がるはずです。

次に、そうした数字を経営層や雇用管理を行う事務部門にぶつけて、定期的に協議を求めることが大切です。経営層も、看護部の苦しい状況について漠然とは理解しているかもしれませんが、具体的な数値があれば、**看護部（ナース）には他職種と異なる対応が必要である**ことが明確に伝わるはずです。

さらに、それだけ深刻な事態であれば、看護部が独自に行う対策だけで解決するのは不可能だということが証明され、経営陣も加わった本格的な対策がスタートするかもしれません。ナースの配置数が不足していれば、有給休暇など取れるはずがありません。平均夜勤回数が多すぎると健康被害も懸念されます。看護部から定期的に届けられる指標が、労働関係法令に違反するレベルのデータとなれば、経営層や事務部門が看護部を支援せざるを得ない流れが生まれます。私たち人事担当者は、「看護部の中で解決してください」などと、決して言えない状況に追い込まれるのです。

これが、看護管理職の皆さんが最初にされるべきことだと思います。

何となく「喧嘩腰でイヤ」と思われるかもしれませんが、基本的には関連数値を管理するだけのことです。それに、現場が数値という武器をもって人事部と交渉するのは、一般企業では普通に行われていることです。堂々とやっていただきたいです。

なお、ＷＬＢや医療勤務環境改善事業（厚生労働省）で注目されている主要テーマ「短時間正職員」「正循環」「12時間夜勤」「教育ラダー」「賃金体系」などなど……勉強はしていただきたいですが、現実の取り組みとしてはすべて後回しです。

ナースは大半が女性で、かつ24時間配置が求められる職種です。まずは、育児や介護の支援を行う中で、配置人数を整えるために「本来配置が必要な人数に対して、現在何人不足している」という情報を最優先で把握し、みんなで確認してください。

人をそろえる道筋が見えて初めて、主要テーマに取り組む環境が整うのです。

成功メソッド②　人員計画をみんなで共有する

ようやく欠員状況が明らかになりました。次に行うことは、ナース全員が予定配置人数を知ることです。

とりあえず、夜勤のことは脇に置いて、何人のナースが病棟に配置されるべきなのか、せめて病棟の看護管理職全員が把握していないと、将来的な展望を立てることさえできません。

❖配置人数を施設基準だけで決めてはいけない

このとき、必ず、「配置人数は施設基準で決まるのでは？」という話になります。厚生労働省は、診療報酬で7対1、10対1といった看護配置の人数を規定しています。経営なのですから、施設基準を根拠として配置人数を考えることは当然かもしれませんが、経営的に厳しいからといって、働く人の権利を考えることなく、施設基準で規定されたとおりの人員を配置することには、少なからず問題があります。

次の資料は、看護配置10対1の施設基準どおりの配置を行った病棟について示したものです。実は、施設基準どおりの人員では、どんなに頑張っても、育児短時間を受け入れることはできませんし、有給休暇も原則として全く使えないことがわかります。法律が規定する労働者の最低限の権利さえも行使できないのです。さらにわかりやすく表現すると、ほぼ法令違反の職場だということです。

ただ、これは当然の成り行きです。**施設基準は収入を規定するものであって、法律が規定する労働者の権利を保障するものではない**からです。

満床60床、看護配置10対1の病棟で施設基準どおりに職員を配置した場合の試算

最初に ［必要延べ人員］を計算 看護配置10対1とは、患者さん10名に対して、常に1名以上を配置するということ	①1日に配置しなければいけない延べ人数 満床60床÷10＝6名、日勤・準夜・深夜の3交代制なので 6名×3交代＝**18名** ②1カ月（30日で試算）に配置しなければいけない延べ人数 1日当たり18名×30日＝**540名** ⇒配置されたナース全員の**勤務日数の合計が540日を超えないと、看護配置10対1の診療報酬を受け取ることはできない。**
次に ［配置が必要なナース人数］を計算	①完全週休2日制（土曜日・日曜日・祝日が休み）で年末年始も休みという一般的な病院の場合、ナースの年間休日は約120日 1年365日－120日＝**245日** ⇒1人のナースが1年で働く標準的勤務日数 ②1カ月当たりでは245日÷12カ月＝約20日 ③［必要延べ人員］540名÷［1人当たり勤務日数］20日＝**27名** ⇒**27名のナースを配置すれば看護配置10対1に対応できる。**
では ［有給休暇］について考えると……	施設基準どおりの27名配置であった場合、有給休暇を取得した時点で看護配置10対1を満たせない。同様に、育児短時間も、定時内の研修も無理。 ⇒**施設基準の人数では法律が規定する最低限の権利さえ満たせない。**

ここで、1つの事例として、有給休暇取得のために、年間の取得計画を立てたり業務の効率化を図ったりという、WLBの代表的な取り組みについて考えてみます。

もちろん、大切な取り組みだと思いますが、もともと配置されている人数が施設基準どおりのギリギリであったら、何をしても無理……有給取得率アップという無理難題を押し付けられた現場の看護管理職が疲弊するだけであることを理解しておきたいところです。

有給休暇を取るためには「有給休暇を取れるだけの人数が配置されているかどうかチェックする」ことが最優先。人が少なければ絶対に有給休暇は取れません。

20人のナースが毎月1日の有給休暇を取得しようと思ったら、有給休暇の穴を埋めるために、毎月20日働いてくれるナース1名を配置すること……これが当たり前の有給休暇対策です。

施設基準による最低限の人員配置ではなく、法で定められた有給休暇の消化を見込んで人員配置することが求められているのです。

❖収入確保と両立する人員計画とは

でも、職員全員が悠々と有給休暇を行使できたとしても、赤字になってしまったら……という心配が残ります。だからこそ、人員計画がすべてのスタートとなるのです。

有給休暇の取得を見込んでゆとり人員配置をするだけでは不十分であり、**ゆとり人員分の人**

件費を含めて、病院全体の経営が成立するための収入確保対策を立てることが人員計画です。

人員計画という言葉に、ナースの皆さんは「難しい」という印象をもたれるかもしれません。でも、実際はすごく簡単です。

次の資料は、私が所属する法人内の病院で、看護部に提示された人員計画からの抜粋です。満床時の施設基準定数164名に対して189名と、25名のゆとり人員を配置する計画が提示されています。同時にこの人員配置を可能とするための条件も、目標稼働病床数として公表されています。

これなら有給休暇を消化できるうえに経営も成立しますので、職員も満足、経営者も満足、そして、ゆとりをもって看護サービスが提供されれば、患者さんも満足ということで、全員WINという構図が成立します。

ちなみに、稼働病床数が減れば配置される職員数も減るわけですから、人員計画の情報は看護管理職から新人まで、大切な情報として全員で共有するようにしています。

特別な知識は必要なく、現場の声と経営サイドの意向が重なるラインを探す姿勢が重要です。人員計画が順調に推移しますと、経営も労働条件も安定しますから、みんなが安心して仕事に打ち込むことができます。

看護部に提示された人員計画

20××年×月××日

看護各部門責任者経由 職員各位

法人本部

看護部各病棟の配置予定人員と稼働病床数（目標）

（中略）

本年度は、病院全体で335床が稼働することを見込んで、6病棟合計で25名のゆとり人員を配置します。患者さんのためにも、速やかに入院受け入れに対応し、精一杯の看護を提供してください。

病　棟		A	B	C	D	E	F	計
病床数		55	60	60	60	60	60	355
目標	①稼働病床数	50	57	57	57	57	57	335
	②配置人員	29	32	32	32	32	32	189
	①/②	1.72	1.78	1.78	1.78	1.78	1.78	
満床時施設基準定数		27	28	28	25	26	30	164

ここで、もう1つ大切なことは、**こうした情報共有は、日頃から、経営層と現場の板挟みになりがちな、中間管理職の師長さんたちの支援にもなる**ということです。人員計画が公開されていれば、職員が不足し始めた病棟にとって、「次は優先的に配置がある」という先の見通しが多少なりとも立てられます。では、現場の病棟管理職が人員計画をどのように受け止めているのか？　病棟責任者を務める某看護師の生の声を紹介します。

＊病棟には、経験豊富なナースだけではなく新人も介護士もいる。目標稼働病床数と配置人員というデータは、シンプルで理解しやすい。そして、こうした経営に関するデータは、スタッフ自身の生活と直結する、とても大切な情報なので、みんなで共有できると、頑張ろうという空気も生まれて部門運営がしやすい。

＊医療政策によって、経営的に急性期が有利とか、認知症は不利とか、施設基準だけに基づく人員配置には、現場として納得できないところもある。業務量を踏まえた人員配置が行われることは、現場の専門職に勇気を与える。

＊配置人員にゆとりがあるということは、現場に優しいばかりではない。権利主張ばかりしていると経営的にすぐに行き詰まるので、現場の責任は重くプレッシャーもある。しかし、人員計画を提示されて信用されていると思うと、現場はプロ意識をもって頑張れる。

❖核心のテーマ――WLBの費用について

「WLBにはお金がかかる」という人もいれば、「効率的に対応すればお金はかからない」という人もいます。現場で実際に組織マネジメントにかかわる私の立場では、当然お金がかかる……となります。

育児短時間や夜勤免除にもきちんと対応したうえで、有給休暇も普通に使えるような組織運営を行おうとすれば、配置するナースの数を増やすしかありません。業務を徹底的に効率化するなどして、職員数を増やさないという方法では、その場は一時的に乗り切れたとしても、現場に無理な負担をかけたうえにサービス機能低下のリスクを高めるため、いずれはさらに深刻な問題を生むものと思われます。ですから、WLBのために、

職員を増やすという先行投資を行い

↓

その投資を回収するために収入目標を掲げ、みんなで力を合わせて達成

↓

環境のよい職場になるので離職も減って採用コストもかからない

↓

組織は安定してさらに新たな経営テーマに挑戦

といった流れを目指せば、最後は大きな経営メリットが生まれるわけです。

最終的に人件費率が高まらなければ「お金がかからない」ともいえますが、少なくとも人件費の先行投資は必要です。そのためにも、スタート時点でしっかりとした人員計画を立てておくことが、とても重要なのです。

STEP3

WLBで目指す方向を一致させる

さて、【STEP1】【STEP2】をクリアして、とりあえずは育児短時間を受け入れたうえで、みんなが有給休暇を取れるくらいの人数が看護部に配置されるようになりました。これで、看護部のWLB最大のテーマに立ち向かう基盤が整いました。

いよいよ本題、24時間体制であるナースの「夜間・休日勤務対策」です。

成功メソッド③　みんなが納得できるWLBの方針を立てる

❖互いの心配りに基づく権利の調整――法律を超えて

私が都道府県看護協会を訪問した際に目にしたWLB対策の1つに、就業規則を通じて労働基準法や育児・介護休業法など、労働関係の法令をきちんと学ぶ、というものがありました。しかし、最もイメージしやすい育児ひとつを取っても、法令を学ぶだけでは、現場の悩みを解決できないことがわかります。

ここでは視点を変えて、患者さん・ナース・経営者それぞれの「権利」に注目することで、WLBの課題を明らかにしてみます。

まず、患者さんの権利ですが、これは「365日24時間、いつでもいい看護を受ける」という一点に集約されます。患者さんがナースの育児を考慮して看護サービスを我慢するようなことがあってはならない……当たり前のことです。また、ナースも経営者も、そんなことを望むわけがありませんので、ナースの育児に関して患者さんの権利は常に優先されるということで、みんな納得。問題となるのは、残る二者の権利です。

ではナースの権利です。育児・介護休業法に基づき、「3歳になるまでは育児短時間を選択できる」さらに、「子どもが小学校に入学するまでは、原則として夜勤や時間外労働を制限できる」といった権利が代表的です。

そして、**経営者の権利、実は、ここにきちんと注目することが、WLBを成功させるうえで非常に大切**です。

経営者はナースに対して、子どもが小学生以上であれば夜勤を命じることができますし、3歳以降は育児短時間を認めないといったことも可能です。また、多くの病院では土日祝日も関係なく勤務を求められるシステムとなっているはずです。

ここで、皆さんは当たり前の事実に気づかれたと思います。ナース（労働者）と経営者の権利は、基本的に対立するものなのです。ですから、育休から職場復帰するナース全員が、**法律**

で保障されているナースの権利ですからと、権利をフルに行使しようとした場合、病院経営（運営）が破綻しないように、経営者側も保障された権利をすべて行使して対抗する、という状況に陥る可能性があるのです。

たとえば、「子どもが3歳になったのだから育児短時間なんてトンデモナイ！　全員定時まで働いて！」「子どもが小学生以上なら夜勤免除なんてトンデモナイ！　全員が夜勤シフトに復帰して！」となってもおかしくないわけです。経営者の権利ですから……。

はたして、それでよいのでしょうか？

リアルに想像してみてください。子どもが小学生になったからといって、急に夜勤がしやすくなるわけではありません。ナースの中には、離婚や配偶者の単身赴任などによって、事実上一人で小学生を育てている人もたくさんいます。小学校5年生と3年生のきょうだいだけを家に残して夜勤に出てもらうというのはひどすぎないでしょうか。

また、中学生・高校生だから大丈夫というものでもありません。たとえば、高校受験のシーズン、中学校3年生の娘さんが夜遅くまで勉強するときには一緒にいてあげたい、朝も元気に送り出してあげたいというのが親の気持ちです。

法律を守っているからいいだろう、ではなく、せめてそれくらいの心配りをもったサポートがないと、24時間体制で働くナースは安心できない……当たり前のことです。

ナースも経営者も、法律で保障されている権利だからと、お互いを思いやることをせず権利主張ばかりしていたら、信頼関係はゼロになってしまいます。

それでも、法律だけでナースのＷＬＢを実現できるのなら苦労はないのですが、まあ、絶対に無理です。法律に関係なく、みんなに優しく、納得できる形を求めることが、ＷＬＢの正しい取り組み方となります。

Q

私は、朝ゆとりをもって出勤し、自分のペースで準備を整えてから始業時刻を迎えるのを習慣としてきました。ところが最近になって「早く出勤して仕事をしたら早出超過勤務の対象になる。始業30分前より早く職場に入ることはやめるように」と指導されました。私は、2時間も3時間も早く来て、夜勤者に迷惑をかけているわけではありません。プロ意識に基づき常識的な範囲で行動しているだけです。WLBの取り組みが浸透してから、忙しくて居残りをする夕方のサービス残業がなくなり、きちんと超過勤務手当が支給されるようになったのはとても嬉しいことですが、出勤時刻さえも自由にさせてもらえないのは、何か行き過ぎの感じがしませんか？

A

WLBへの取り組みが本格化し始めた頃、看護の現場では、始業時刻より相当に早く出勤して準備しないと仕事が回らない実態があったことから、「早目の出勤が実質的に義務化されている」といった指摘がありました。そこでは看護管理職（経営者サイド）が命じていなくても事実上の勤務命令が出ているようなものですから、法律で保障する最低限の権利として、超過勤務手当が支給されるのは当然です。

ただ、これに対して、ご相談のケースは明らかに事情が異なります。「ご相談者の方は超過勤務手当を申請しない」「経営サイドも出勤時刻にまで縛りをかけない」といった大らかな対応で構わないと思います。

おそらくご相談者が在籍されている病院では、労働者の健康を守るために、勤務時間をきちんと管理しようとする思いが強いのだと思います。「出勤時刻さえも自由にならない」というご不満もわかりますが、安全な職場環境を保つためにも、ご理解をお願いします……という教科書的な回答だけでは納得していただけないと思うので、続いて本音でお答えします。

実は、同じような悩みに頻繁に遭遇するものですから、私は、一度根本のところから、ナースの労働時間について考えてみることをお薦めしています。

労働時間について規定する労働法は、日本では100年ほど前に、工場で働く人たちを保護するためにできたようです。たとえば今でも、製造業の生産ラインで働く人たちは、一連の流れに沿って集団で仕事を進めています。始業と終業の時刻、休憩時間などをきめ細かく管理し、勤務超過に対して分単位で手当をきちんと支払うルールを徹底しないと、徐々にサービス勤務を強いられて安全な職場環境を保てなくなるおそれがあります。また、生産ラインで働く人たちは、同じような仕事に従事するので、昇給の個人差も少なく勤務年数に沿って緩やかな昇給曲線となるようです。

私は、「ナースの勤務時間は生産ラインで働く人たちに近いものの、一人ひとりの業務内容には大きな差がある専門職集団」だと認識しています。昇給には一定の個人差があり、大きな昇給カーブを描く人も出てきて当然、休憩時間や仕事の進め方にも裁量が認められるべきです。超過勤務の管理についても、個々の自由度を踏まえて、経営サイドと、少しくらい大らかな関係を築くという考え方があってよいような気がします。

法律に沿って完璧に対応するのなら、制服への更衣も労働時間とする判例もあるようです。超過勤務を全員一律、分単位で厳格に管理することで、超過勤務手当は確実に増えますから、「(超過勤務になるから) 職場に早く来ないで! 休憩時間には職場を離れて!」といった極端な対策に走る病院も出てきます。率直に申し上げると、生産ラインで働く人たちのような厳格な勤務時間管理の考え方をそのままナースに適用することには、「どうかなあ?」という思いです。

❖ＷＬＢの理念に基づくメッセージの発信──トップから病院全体に

３６５日24時間稼働が求められる病院の場合、ナースのＷＬＢは看護部だけでやれるものではなく、さらに、雇用管理を担当する事務部門だけでやれるものでもありません。人員計画を含めて、経営戦略として病院全体で取り組まない限り、なかなか成功は難しい。**経営トップがきちんと方針を示すことで、看護部も事務部も、勇気をもって戦略を実行することができます。**ナースと経営者がお互いを思いやり、法律を超えたレベルで権利の調整をするのであれば、トップから発信すべきメッセージのポイントは次頁に示すようなものになりそうです。

実は、この内容、10年以上も育児理由の離職ゼロで推移しているうえに、深刻な夜勤者不足も発生していない、ナースのＷＬＢ成功モデルといえる病院のトップが発信しているメッセージをわかりやすく加工したものです。

夜勤者が不足すれば病棟運営が行えず、病院経営にも影響を及ぼします。そうなれば、すべてのナースに優しいＷＬＢシステムの運用は不可能なのだと、はっきりと訴えているところが特徴です。

経営者も、看護管理職も、夜勤免除の権利がある人もない人も、看護の現場はみんなで力を合わせて守っていくという考え方が根底にあるのです。

経営トップが発信するWLBメッセージのポイント

■育児を想定して、ナースの権利を尊重したうえで経営リスクを回避するために伝えたいこと

- 育休から復帰するナースが毎年たくさんいて、その人たちのほとんどは夜勤ができないのだから、夜勤者不足のリスクが必然的に高まっていく。ナースのWLB実現の最大のポイントは夜勤である

- 夜勤者が減れば、一部のナースに夜勤負荷がかかりすぎることもある。育児をするナースを守ることと同じくらい、夜勤負荷の重いナースを大切にしていく必要がある

- 子どもの年齢に関係なく、また法令の権利があろうとなかろうと、必要に応じて夜勤免除を保障する。その代わり、夜勤をしない期間を可能な限り短くすることを意識してほしい

- 夜勤者がゼロなら、病院に入院できる患者さんもゼロ、病院は存続できない。病院がなくなったら、法令が権利を保障したとしてもそれを行使することはできない

ちなみに、このメッセージの最後には、とても大切な内容が付け加えられていました。それは、ＷＬＢの権利を我慢して**現場のために頑張ってくれているナースに対して、報酬などで応えるシステム**を紹介する内容です。

詳しくは【番外編】で触れますが、経営戦略として取り組む以上、ナースのお互いさま意識にすがるのではなく、経営トップが先頭に立って、病院全体で取り組んでいこうという力強いメッセージを示すことが現場に勇気を与えているようです。

成功メソッド④　夜勤担当が可能なナースの目標人数管理

さて、経営トップから明確なメッセージが発信されて、病院全体でナースのＷＬＢを推進する準備が整いました。次は、経営戦略である以上、わかりやすい数値目標を掲げたいところです。

【成功メソッド②】で示した「人員計画」のとおり、看護部に配置される職員数は決定しています。ＷＬＢに関連して看護部が数値目標を管理するのでしたら……私がお薦めする指標は1つだけです。それは、次の資料に示すような**ＷＬＢ成功モデルに沿った勤務形態別の比率の目標管理**です。

WLBの成功につながる勤務形態別の比率目標

モデル	夜勤制限なし	特徴	日勤のみ
A	80%以上 とても多い	①大量の新卒採用 ②“昔”型のマネジメント ⇒中堅（育児世代）離職？	10%以下 とても少ない
B	60%未満	WLB＋新卒採用大苦戦 ⇒深刻な夜勤者不足	30%以上
C	70%以上	日勤中心だが多少は夜勤もする人が常に一定数（20%くらい）いる ⇒日勤専従からステップアップ	10%以下 少ない

- 成功モデル「C」では、夜勤可能なナースが常に85〜90%いる
- この割合をキープできるのは、システムを守ろうとする文化があるため

病院によって適正な比率は変わると思いますが、少なくともモデルBのように、夜勤制限のないナースが60％未満、日勤専従者が30％以上といった状態では、一部のナースに大きな夜勤負担がかかりすぎて、病棟運営に相当の支障が出るはずです。

実はこれが、「夜勤ができて一人前はもう古い、お互いさま意識でWLBを頑張ろう」という〝素敵な〟スローガンのもとで、WLBの権利拡充だけを展開する病院が陥りかねない危険なモデルなのです。

夜勤をしている人はフラフラで、医療事故、さらには健康被害さえ起こしかねず、日勤専従者と夜勤者との間で感情的な対立が発生することもあります。先進的に正しい取り組みを進めてきたはずなのに、病院を運営していけるのかどうかという危機に陥る……とても深刻なモデルです。

私は**「WLB成功＝モデルCの比率」**とシンプルに考えています。

日勤専従者はナース全体の10％以下にとどまっていて、夜勤回数について制限のないナースが70％を超えています。これなら、病棟師長は一定のゆとりをもって勤務表を組めますから、安定した病棟運営が可能です。

そして、最も大切なことは、夜勤回数に制限のない人と日勤専従者の間に、**月に2〜4回、あるいは曜日限定といった、可能な範囲で精一杯夜勤を頑張ってくれる人たちが約20％いるこ**

とです。こうした人たちの層が存在することは、日勤専従者が緩やかに勤務形態をステップアップできるルートが確立されていることを意味します。

また、毎年長期休暇がたくさん発生しているうえに、ＷＬＢ制度を誰でも利用できるため新たに日勤専従を希望する人は後を絶たない……にもかかわらず、こうした比率をキープできるのは、ナース一人ひとりが看護部の大切なシステムを守ろうとする文化――みんなが頑張れる範囲で精一杯頑張り、お互いに受け入れる――が根付いていることを示します。

私は、この**「夜勤制限のない人70％以上・頑張れる範囲で夜勤を頑張る人20％・日勤専従10％未満」という割合のコントロールこそが、看護部のＷＬＢ成功に向けた非常に大きなテーマ**と考えています。

最後に、モデルＡは、新卒ナースの大量採用が可能な病院で起こり得るものです。

一見何の問題もなさそうですが、その病院の看護部は、やや深刻な状態に置かれているかもしれません。「日勤中心で、多少は夜勤も頑張る」ナースがほとんどいないということは、「可能な範囲で精一杯夜勤を頑張る人たち」を受け入れるシステムが機能していないおそれがあるからです。

正直なところ、20歳代前半で就職した人たちが30歳前後で出産をして職場復帰する際に、「日勤専従」or「夜勤回数制限なし」という2つの選択肢しかないのは酷であり、働き続けることができない人が相当数出そうな気がします。モデルAには、大量の新卒採用の裏に育児世代の離職という問題が潜んでいる可能性があります。

職務経験年数10年前後の育児世代は、将来が嘱望される人材の宝庫でもあります。この世代の離職が多いと、将来的に看護部組織が崩れるリスクが高まります。そもそも、モデルAは基本的に〝昔〟型のマネジメント、WLB制度の利用者を大切にして長く頑張ってもらうことを本気で考えてくれているのかどうか、疑問です。

STEP4

成功の流れを生む2つのステップ

ここでは、「人員計画に掲げた目標人数を確保＋夜間・休日出勤者を不足させない」という大きなテーマに対して、特に有効と考えているメソッドを紹介していきます。

現場の誰もが「それはいい！　安心！」と思ってくれそうな「2つのステップ」です。

成功メソッド⑤　労働時間のステップを設ける――週休3日制

1つ目は**「労働時間のステップ」**です。

所定労働時間をすべて働くフルタイムの正職員と、労働時間が週20時間以内のパートタイマーしか選択肢がない場合、フルタイム勤務が難しくなったナースの多くは、生活していくために離職を選択せざるを得なくなります。そこで、フルタイム正職員とパートタイマーの中間に当たる、「短時間正職員」というシステムの導入をお薦めしたいと思います。

早速、こんな心配の声が聞こえてきそうです。「ただでさえ、育児短時間で夕方に早く帰宅するナースが増えているのに、さらに短時間正職員なんて……ナース不足を深刻化させるだけでは？」と。

その点、私も現場の人間として全く同じ思いです。ただ、ここでお薦めする短時間正職員とは、育児短時間のように夕方早く帰宅するシステムではありません。週に1日休みは多いものの、出勤する日は毎日定時まで働く週休3日制、そして、その制度適用のターゲットは、現在、育児短時間制度を利用中のナースです。

「育児短時間→週休3日制へと移行する人を増やすこと」が一番のねらいなのです。

人事担当者としては、育休から復帰した方やパートタイマーには、いつかはフルタイムにステップアップしてバリバリと働いていただくことを期待しています。その点で、**ステップアップにつながりやすいのは週休3日制**と考えているのです。では、この方法にどのような経営メリットがあるのかを具体的にお伝えしていきます。

❖病棟で週休3日制が威力を発揮するイメージ

次に示す資料では、育児短時間と週休3日制、2つの制度を対比します。

計算しやすいように、1日当たりの所定勤務時間を8時30分~17時の7・5時間労働（1時間休憩）と仮定します。まず、育児短時間では週5日毎日勤務するものの、6時間労働ですから15時30分には退勤します。これに対して週休3日制では、出勤日数こそ週4日と少なくなるものの、出勤日は他の正職員と同じく定時17時まで働きます。

給与に関しては、所定労働時間勤務時の基本給をもとに比例計算するだけですから、病院が

育児短時間と週休３日制

	主な労働条件の比較	
	育児短時間	週休３日制
１日の勤務時間	8：30〜15：30 6 時間労働	8：30〜17：00 7.5 時間労働
１週の勤務時間	週休２日 ５日勤務 30 時間労働	週休３日 ４日勤務 30 時間労働
給与	・所定労働時間（たとえば週 40 時間）勤務した場合の基本給をもとに勤務時間で比例計算する ・労働時間数が同じなので、育児短時間も週休３日制も給与は同じ	

※計算しやすいように勤務時間は実際の規程とは変えている

- 育児短時間と週休３日制との間に、基本的な労働条件の差はない
- 育児短時間のナースが週休３日制に移行したらどうなるか、検討してもよいのでは？

【育児短時間⇒週休3日制に移行する主なメリット】

- 気持ち的にも身体的にも育児との両立がしやすい
- 肩身の狭い思いをしなくて済む
- 研修や委員会に参加しやすい
- 配置部門の選択肢が増える

支払う額は原則変わりません。

「え、何がいいの？」と思われるかもしれません。でも、病棟での働き方を少し想像してみてください。

まず、制度利用するナースからすると、当たり前ですが、休みが1日増えるメリットがあります。育児をしながらの平日5日連続の勤務はしんどいと、よく聞きます。週休3日制であれば、(月)(火)働いて(水)休み、(木)(金)働いて(土)(日)休みのような形もできますから、気持ち的にも身体的にも、育児と仕事の両立がしやすくなります。

そして、最も重要なことは、実際に制度利用したナースの「**定時まで働けると、肩身の狭い思いをしなくて済む。育児短時間とはいえ、同僚が頑張っているのに、毎日、お先に失礼します……と帰っていくのは心苦しい**」という生の声です。

また、病棟のナースはチームで動くことが多い専門職集団です。1日の労働時間が短い人は、どうしても動き方に制約が出てきてしまい、つらいところがあるかもしれません。週休3日であっても定時まで働けるようになると、院内研修や委員会にも参加しやすくなり、夜勤への申し送りも担当できます。**育児世代のナースは、元々中堅の実力者**ですから、日勤のチームリーダー的立場で働くことも可能となり、周囲からリスペクトされる立場に到達します。これが週休3日制のとても大きなメリットです。

いいことはまだまだ……働ける場所だって増えます。

育児短時間では、早い時刻の帰宅に対応して、病棟では夕方の欠員対策が必要となります。ですから、1つの病棟に3人も4人も育児短時間のナースを配置することは難しいのです。これに対して週休3日制では、そういった備えは必要ありません。実際、私の所属法人でも、育休からの復帰に際して、育児短時間よりも週休3日制のナースのほうが配置部門を選べる傾向にあります。病棟の看護管理職からすると、受け入れやすい勤務形態だからです。こうした感覚は、現場のナースの皆さんでしたら、絶対に理解していただけると思います。

ちなみに私の経験上、育児短時間と週休3日制、それぞれ選択した人たちを比較しますと、週休3日制のほうがフルタイム勤務への復帰が圧倒的に早く、さらに夜勤への復帰も早い……なかには週休3日制のまま夜勤に復帰してくれたナースさえいます。

育児短時間→週休3日制は、病棟で働くナースの皆さんにとって、ローリスク・ハイリターンのWLB対策だと思います。

❖ 週休3日制――経営者のメリット

週休3日制は、ナースの皆さんだけではなく、経営サイドにもメリットが大きい制度です。9ページで紹介した資料に再び注目します。

1つの病棟でナース4人が育児短時間を使ったら、夕方の人不足による医療安全上の課題が発生する、そして、その対策として補充要員を追加配置したら、今度は病棟全体の給与費が大きく増えて経営的に厳しいという説明でした。では、仮にナース4人が育児短時間→週休3日制に移行したらどうなるでしょうか。

次頁に示すように、⑦⑧⑨⑩のナースは、育児短時間では不在となるはずの15時30分～17時30分、1人も欠けることなく働いてくれます。1人1日ずつ1週間に4日欠けるだけなのですから、たとえば週休3日制のナースを1名追加配置するだけの給与費負担で問題が解決することとなります。

それに、繰り返しますが、元々育児世代は中堅クラスの実力者ですから、効果は人数だけにとどまらないはずです。現実には、1病棟に週休3日制のナースを4名も配置提案した経験はありませんが、考え方としてはこのとおりです。

週休3日制（短時間正職員）は、チームで動く専門職集団であるナースにとって受け入れやすく、また、制度利用するナースにとっても大きなメリットがあることをわかっていただけたかと思います。看護チームのサービス機能を低下させることなく、給与費もさほど急増しないアイデアですから、病棟のWLBで頭を悩ませている経営チームの皆さんに、ぜひ検討していただきたいところです。

育児短時間と週休３日制の比較

ナース	①	②	③	④	⑤	⑥	⑦	⑧	⑨	⑩
育児短時間	フルタイム勤務						育児短時間			
	•⑦〜⑩（育児短時間）のナースは全員が 15：30 に帰宅 •４名が欠けた状態で２時間 ⇒患者のリスクを放置できない ⇒代替職員の４名も正職員として確保すれば給与費急増 ⇒病院の収入は増えない									
週休３日制	フルタイム勤務						週休３日制			
	•⑦〜⑩（週休３日制）は、15：30〜17：30 の２時間に誰も欠けない ⇒１人１日ずつ、１週間に４日欠けるだけ ⇒もう１名週休３日制のナースを増やすだけで解決 ⇒病院機能も低下せず、給与費も急増しない •チームで動く専門職集団として、受け入れやすい •配置部門を選ばない									

- 時間短縮型より活躍しやすい
- 給与費もコントロールしやすい
- 毎年、育休から復帰する人が続いても、組織運営が簡単

※ 30 名配置の病棟を 10 名で図式化

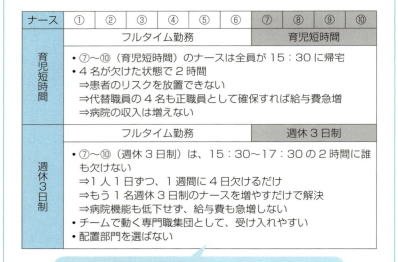

❖週休3日制は少人数の職場で特に効果を上げる

少し話題がそれますが、新しい人事システムについて紹介するとき、診療所や介護保険系の通所施設など、小規模施設で働いているナースの方々の悩みをうかがったことがあります。たとえば「自分たちの職場は職員数も少なくて人事管理体制も整っていない。大きな病院のようには対応できなくて残念です」といった感じです。でも、この週休3日制については期待してください。少人数の職場では特に威力を発揮しますし、運用も簡単なのです。具体的に説明します。

次の資料は、デイケアや認知症グループホームのような10人未満の職場、ただし、診療報酬や介護報酬が規定する人員配置を義務づけられている職場をイメージしています。この職場は元々7名のスタッフで十分な仕事量という環境です。そこに、夏休みに家族旅行に行くため、⑥のナースが4日間連続の有給休暇を希望しました。すると、一気に大変な状況となります。

30名が配置されている病棟と異なり、少人数の職場では1人が休むと、ほかの人は休めなくなってしまうのです。仕事量としては何とか調整できても、診療報酬や介護報酬の規定を満たすために欠員の状況が許されないからです。5月のように祝日が多い月の勤務表でも同じ問題が発生します。これは少人数のチームを預かった看護管理職ゆえの大変な苦労です。

少人数の職場での週休3日制

- 夏休みで家族旅行に行きたい人がいる
- あるいは5月のように祝日が多いとき

<table>
<tr><td>ナース</td><td>①</td><td>②</td><td>③</td><td>④</td><td>⑤</td><td>⑥</td><td>⑦</td><td>⑧</td></tr>
<tr><td rowspan="2">フルタイムだけのチーム</td><td colspan="8">フルタイム勤務</td></tr>
<tr><td colspan="8">・⑥のナースが有給休暇4日を行使したら
⇒他のナースは有給休暇の行使が困難
・⑧にフルタイム勤務のナースを補充配置
⇒日常的には人余り
※少人数の部門で休みやすさに配慮すると経営効率が下がる</td></tr>
<tr><td rowspan="2">週休3日制を含むチーム</td><td colspan="6">フルタイム勤務</td><td colspan="2">週休3日制</td></tr>
<tr><td colspan="8">・⑥のナースが有給休暇4日を行使したら
⇒普段は週休3日の⑦と⑧、2人のナースが勤務日数を2日ずつ増やし、計4日分の給与を支払うだけ
・休日数が多い月は出勤日数を増やし、平常月は週休3日
⇒柔軟で経営効率が高い組織運営を志向</td></tr>
</table>

- 週休3日制のナースが緊急時の応援要員として活躍できると、経営的にも大きなメリットがある
- 病棟のように配置人数の多い部門よりも、外来やデイケアといった少人数の部門で、特に効果が大きい
- 診療所や通所系事業所（介護保険系）のように、日勤主体で組織規模が小さい事業所では、採用上の大きな武器となる

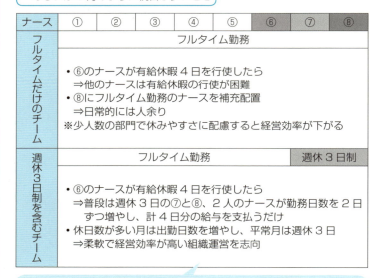

そこで、対策として⑧のナースを追加配置すれば、とりあえず問題解決できるものの、元々7名で悠々対応できる職場ですから、普段は人余りとなります。こうして少人数の職場で休みやすさに配慮すると、経営効率が下がるため、経営サイドは「まあ何とか7人で頑張ってください」と追加の要員配置を見送り、「少人数の職場だから有給休暇が取れないのは仕方ない」という暗黙の了解が定着します。

これが、少人数の職場が抱える「有給休暇使えない問題」です。そして、採用戦線では、休めない小規模の施設は、休める大規模の施設に負けることになりかねないわけです。

週休3日制は、この問題を一気に解消してしまうかもしれません。

全員をフルタイムの正職員とするのではなく、資料の下側のように、6名のフルタイム正職員と2名の週休3日制職員を配置してみます。

この場合、⑥のナースが有給休暇を4日行使したいと申し出たら、普段は週休3日制の⑦と⑧のナースが臨時に2日ずつ勤務日数を増やすだけで対応できます。週休3日制だから、それ以上に出勤してはいけないなどというルールはないのであって、追加出勤分（日数分）の給料を支払えばよいのです。

短時間正職員の出勤日数を増やしたり元に戻したり……つまり、月ごとに配置する職員数が柔軟に増減するイメージです。フルタイム勤務者を8名配属するよりも経営効率がよいことは、はっきりしています。

このように週休3日制は、デイケア、デイサービス、外来、グループホーム、検査部門といった少人数の職場では、病棟以上に威力を発揮するのです。ちなみに、私の経験上、週休3日制のナースの中にはチームに貢献したい意欲をもった方がたくさんいます。職場が困ったとき、ユーティリティプレイヤーとしてチームを支える機会を得ることは、実は、彼らのやりがいにもつながるのです。

看護管理職の皆さんには、週休3日制のメリットを十分に理解したうえで、それを使いこなすためのノウハウをぜひマスターしていただきたいものです。

ところで、「自分たちの職場は職員数も少なく……大きな病院のようには対応できない」という小規模施設のお嘆きには、元々ナースの採用戦線で苦労してきた経験も影響している気がします。**週休3日制を使いこなしている施設は、日勤で少し緩やかに、しかし、やりがいをもって働きたいというナースにとって魅力的な職場**となります。採用ターゲットとしては50歳以上で経験豊富な方や育児世代など、採用効果も相当に大きいことを知っていただきたいです。

最後に、育児短時間→週休3日制への移行を大きなテーマとして取り組むことでWLBで成功を収めている病院では、今や同じ短時間勤務でも、週休3日制の適用数が育児短時間のような1日当たりの勤務時間短縮型の適用数を上回っているそうです。そして、部長級・師長級・主任級のような管理職層、さらには医師にまで、週休3日制の適用実績が安定して出ているとのこと。

WLB対策としての週休3日制が威力を示しているように思います。

Q

週休3日制には魅力を感じるのですが、制度を導入したら、さらに人不足になりそうだという意見が現場から出ています。また、制度導入には病院全体の合意が必要なので簡単ではないと、事務局にくぎを刺されました。どうしたらよいでしょうか？

A

たしかに、現場にはいろいろな意見がありますし、人事システムは簡単に作れるものではありません。それに週休3日制が成功するのかどうか、保証もないのですから、不安になるのも当然です。

でも、制度は作れなくても、「お試し」ならできるのではないでしょうか。たとえば、あの人には辞めてほしくないと誰もが願うナースが、諸々の事情でフルタイム勤務が難しくなった。でも、休日を週1日増やしたら苦境を乗り越えられるかもしれない……そんなナースへの週休3日制試験適用を提案したら、みんなが喜ぶはずです。

仮にうまくいけば、翌年も現場が推薦する別の数名に週休3日制をお試しして、さらにデータを蓄積する。こうして成功体験を積み上げてから、3年目に週休3日制を人事システム化するようなやり方だってあるのです。

たとえが不適切かもしれませんが、新しい人事システムは新薬みたいなもの。いきなり職員全員に適用するのは怖いし、就業規則を改める手続きも大変なので、まずは、本人の同意が得られて、上司も「大丈夫」と後押ししてくれる人だけに試行し、そのデータを蓄積して次の段階へと進む……考えてみれば、いきなり人事システム化するよりも現実的な方法です。

とにかく、できない理由を挙げることは簡単ですが、それでは、新しくて魅力的な人事システムが何も始められないことになります。制度化できないのなら、制度化しなくてもやれる方法を考えたらよいのであって、それなら割と簡単かもしれません。

成功メソッド⑥　夜勤回数のステップを設ける――アップ＆ダウン

労働時間のステップ以上に重要と考えているのが**「夜勤回数のステップ」**です。たとえば、育休明けのナースが、夜勤免除の権利を行使することなく、早く夜勤に復帰しようとしてくれたとき、いきなり無制限の夜勤回数を要求するのは、あまりにも厳しすぎます。そこで、中間的なステップとして「夜勤月2～4回」を用意して、こちらも選択できるようにするのです。

次の資料は、多様な勤務形態として夜勤回数等のステップの選択肢をナースに公開している病院の事例です。このように**選択肢を段階的に設けることで、職員はステップを上げたり下げたりしながら働き続けることができます。**働くナースの安心感は段違いに増しますから、離職対策として高い確率で威力を発揮しそうです。こうした選択を、育児や介護といった特別な理由がなくてもできるようにすることが「経営戦略」となります。

ちなみに、「事実上、段階的な勤務ステップを運用している。ただ、こうした表の形で選択肢を公開していないだけ……」という看護部は全国にたくさんあると思います。せっかく頑張っておられるのですから、きちんと資料にして選択肢を公開することのメリットを考えていただきたいと思います。公開の際は、選択肢に「勤務の制限はない（V）」を加えたり、「月に2～

ステップアップとステップダウンの選択肢

ステップ	多様な勤務形態を選択する権利（具体的な内容）	希　望
Ⅰ	◆以下の条件のいずれか ①平日のみの勤務 ②早番・遅番を担当できない ③日直・残業などを担当できない	
Ⅱ	•日勤のみ（日勤部門への配置固定を含む） •（土）（日）（祝）の勤務担当 •早番・遅番を担当 •日直・残業などを担当	
Ⅲ	【ステップアップする場合の最初の目標＝最も重要なステップ】 ◆以下の条件のいずれか ①夜勤回数は最高で月４回まで ②夜勤はできないが、（土）（日）（祝）勤務の回数に制限はない	
Ⅳ	◆夜勤回数に制限はない（標準８回）。以下の条件のいずれかを選択 ①準夜・深夜、どちらかだけ選択 ②夜勤可能な曜日を限定 ③早番・遅番は免除、土曜日は休日固定など細かな制限をつける	
Ⅴ	•夜勤回数にも、土日祝日勤務にも制限はない	

4回でも夜勤を頑張る」というステップに色をつけたりして（Ⅲ）、とにかくステップアップをしようというメッセージを発信することが大切です。

また、「夜勤はできなくても、その分、土日祝日勤務を頑張ることも大切なのだ」というメッセージも伝わります。**WLBの組織風土を職場に生み出すためには、スタッフを信頼して、できるだけ情報を公開し、一人ひとりに考えてもらう**ことが大切だと思います。

さて、ここで育休から職場復帰したDさんの事例を紹介します。

略歴

Dさんは、2009年に育休から復帰したとき、フルタイム勤務はどうしても難しかったので、週休3日の日勤専従を選択しました。1年後には週休3日のまま、月2回の夜勤をするようになりました。委員会や研修は定時内でしたから、普通に参加していました。

2013年には第2子を出産し、2014年に復帰しました。第1子出産から復帰したときの経験がある分、さらに順調に元の勤務ペースに戻すことができました。2016年には「フルタイム勤務で夜勤回数の制限なし」までステップアップ、第1子出産前と同じ職務を担当しています。

注目①：Dさんの声

Dさんには、育児短時間や夜勤免除など、さまざまな権利があったはずですが、なぜこのような働き方を選んだのでしょう。Dさんは「育休から職場復帰したとき、週休3日で休みが1日増えたのは、ものすごく楽だった。仕事と家庭を両立して頑張ろうという気になれた」のだそうです。

注目②：看護部の頑張り

看護部も効果的な対策を実施しました。育児中に限らず、時間外の勤務・研修というのは大変ですから、それをなくすよう頑張ったことは大きかったです。看護部が安心して働き続けられる環境を整えていたので、Dさんは早々にステップアップできたのだと思います。

Dさんが労働時間のステップと夜勤回数のステップを上手に使いながら、元の勤務のペースに無理なく戻っていったことがわかると思います。やはり、週休3日制の効果については注目していただきたいところです。

ところで、WLBでは育児世代の権利だけに話題が集中してしまいがちですが、第一線で働き続けたいというナースの「育休でできたブランクを取り戻したい」「専門職として周囲のナースと同じように成長したい」という気持ちにも、きちんと配慮したいところです。

短時間勤務の人の勤務時間を延長していったり、夜勤を始めたりしたほうが、専門職として

お得というモデルをつくることが、WLBを成功させるポイントとなります。

成功メソッド⑦ ステップアップを目指す組織風土を看護部が作る

さて、経営サイドが、労働時間と夜勤のステップという、柔軟で優しいシステムをナースのために整えました。今度は看護部が頑張る番です。

ここでナースの皆さんに期待したいことは、**夜勤免除や育児短時間の権利があろうとなかろうと、可能な限りステップアップする組織風土を作り上げる**ということです。経営サイドがナースの立場を尊重して、法律の権利を保障するというレベルを大きく超えたシステムに取り組むのですから、ナースの側も、経営サイドの厚意に応えていただきたいところです。

たとえ、さまざまな事情で一時的に緩やかな勤務形態を選んだとしても、少しずつステップアップしていく人が増えれば、看護部のチーム運営は確実に安定します。すると経営サイドは、それまで以上に看護部の皆さんとの信頼関係が強化されたと考えるでしょうから、さらに柔軟で優しいシステムを目指すことができます。

いわば、正のスパイラルが始まるわけです。ですから、誤解をおそれることなく率直に申し上げると、**大切なテーマは「権利をフルに行使しないナースをどれだけ多くつくれるのか」**ということになります。

一方、見逃されがちなのですが、何か事情があったときに、**ナースが勤務形態を緩やかにステップダウンすることを受け入れられる組織風土を作ることも、看護部の大切な目標**となります。育児世代の皆さんもそうですが、たとえば50歳以降、体力的にも精神的にも、それまでと同じような勤務が少し難しくなってきたナースが、緩やかなステップダウンを選択できるシステムには大きな意味があります。安心して長く働いていただくことができるからです。

勤務形態のステップアップがきちんと行われているのと同時に、ステップダウンも優しく受け入れられている看護部……誰が考えても魅力的な職場といえるのではないでしょうか。

STEP5

超実戦型の育児休業・介護休業対策に取り組む

ＷＬＢ対策はすべてのナースを対象として進めるものと申し上げてきましたが、それでも、メインのターゲットとなるのは、育児や介護と仕事の両立を目指している人たちになります。

ここでは、育児休業と介護休業を事例として、「本当に働く人たちの身になって考えると、ときにはＷＬＢの教科書に反する対応もあり得る」ということについて考えていただきたいと思います。

成功メソッド⑧　教科書には載っていない育児休業・介護休業対策

❖みんなが喜ぶ育休中の「お試し勤務」

育休からの復帰支援に当たられる多くの看護管理職の皆さんと同じく、私は「復帰前にきちんと面談をして不安を軽減する。緩やかで多様な勤務形態を使って、無理のない職場復帰を実現する」などと、育休から復帰した後のことを考えて、さまざまな対策を行ってきたのですが……実は、ごく最近、大きな盲点に気づきました。

これまでの対応よりも、はるかに簡単で効果が出るアイディアがあったのです。よくよく考えると当たり前のことなのですが、それは、「希望する人には育休中にも少しだけ働いてもらう」という方法です。

「育児休業給付の内容及び支給申請手続について」（厚生労働省・都道府県労働局・ハローワーク）という資料をご存じですか。

インターネットでも、ハローワークのサイトから、誰でもこのリーフレットを見ることができます（2018年6月時点）。この情報、もともと出産・育児を予定する方に向けたものですから、私は、その内容に深く注目していませんでした。

しかし、実は、この中に私たちみんなが得をしそうな貴重な情報が載っていたのです。それは、育休中の給与に関することです。簡単にポイントだけを申し上げると、**育休中の生活を支える育児休業給付金を支給されている人でも、少しくらいなら育休期間中に働いて給与を受け取ることもできる**ということです。

育児休業給付金は、育児休業の開始から6カ月目までは元の報酬の67%が支給され、7カ月目からは50%に減額されます。これに対して、たとえば、育休7カ月目からは元の報酬の30%以内でしたら、賃金を得たとしても育児休業給付金は満額で支給される旨、リーフレットに明記されているのです。

私は、育休を経験した複数のスタッフの意見を聞いたうえで情報を整理し、最後に社会保険労務士の助言を得て、育休中のすべてのスタッフに次のような手紙を送りました。

人事担当からこんな手紙が届いたら……

20××年 12月××日

育児休業中のみなさんへ

法人本部

職場復帰に関するお知らせ

そろそろ、職場復帰をお考えの時期かと思います……

（中略）

- 保育園などの関係で毎年４月復帰が多いのですが、仮に育児短時間や週休３日制を選択しても、業務ブランクもあって、仕事に慣れるのが大変です。可能な方は、育休（※）を継続しながら、1～3月に週 1～2 日働いていただけないでしょうか。短い時間や時差出勤も受け入れます。

  ※育休：勤務時間数（報酬）はわずかですから、育児休業給付金が停止されることはありません。

- 「希望日だけ」「この日は午前、この日は午後」などの形も可能です。
- 働いていただける場合、基本的に、配置先は産休前の元の職場です。毎年、年度末は、新人着任を控えて、どの部門でもスタッフが不足気味なので、少しでも働いていただけると、とても助かります。
- 働いていただいた時間数分のお給料をお支払いします。

もちろん、育休は大切な制度ですから、勤務を安易に促すことは慎むべきです。ただ、毎年1〜3月は、ちょっと状況が異なります。育休から復帰する人からは「1年くらい休むと復帰が大変」「育児短時間さえ頑張れるかどうか不安」という声が聞こえています。さらに、復帰が4月となった場合、年間人事異動が発令されたうえに新卒着任者もいて、看護の現場は1年で最もバタバタしています。育休から復帰される皆さんにとって、ストレスが溜まりやすい条件が整っているのです。

そこで、家庭状況が許すのでしたら、**1〜3月にわずかな時間でも「慣らし運転」をしたうえで4月に復帰したほうが、安心なのではないか**と考えたわけです。もちろん収入的にもお得、「お金も大事」です。

次に、「慣らし運転」を受け入れる看護管理職や同僚の気持ちはどうでしょうか？　こちらは申し上げるまでもありません。育休中のナースの多くが経験豊富な中堅クラスです。しかも、「慣らし運転」の配置は要員的にはオマケ、異動以外のプラス配置です。容易に想像がつくと思いますが、私が意見を求めた看護管理職は「人が少ないと思った日に応援の人が来てくれる。どんな人でもありがたいのに、元々中堅のスタッフなのだから……大ラッキー！」「ルーキー配置と同じタイミングで4月に復帰すると、現場ではきめ細かく相談に乗れないかもしれない……絶対にいいと思う」と口を揃えました。

ちなみに、私の所属法人が送った手紙に対する育休中のナースの反応は、予想を大きく上回るものでした。家庭の状況によって周囲の支援が得られるナースの多くが、1～3月に働いてくれることになったのです。

育休中のナースからは、「午前中だけでもいいですか？」「土曜日だけでもいいですか？」「曜日によって時間が違ってもいいですか？」など、たくさんの質問が出ましたが、もちろん全部大丈夫、何の支障もありません。いい意味で「オマケ」なのですから、受け入れる側も、何でもありに近い柔軟な労務管理で臨むだけの話です。

さらに、「慣らし運転」勤務を希望したナースとの事前面談では、皆さんに知っていただきたい、うれしいコメントがたくさんありました。

「専門職として、短い時間でも貢献したい。やりがいになる」「慣らし運転をすることで、育休明けにフルタイム勤務にステップアップできそう」「育児と仕事の両立を支えてくれる家族にとっても、ちょうどいいトレーニングにもなるので、復帰後は早目に夜勤を頑張れるかもしれない」などなど……すべて看護部を勇気づけるコメントでした。

大した準備も、人事システムに関する専門的な知識も必要なく、とても簡単に取り組めるのに成果につながることがわかります。

なお、この話は、雇用保険法が定める育児休業給付金の話ですから、公務員（育児休業手当金）以外のナースを対象とした情報です。しかし、復帰するナースの立場、受け入れる看護部の状況を踏まえて「みんながＷＩＮ」の方策を考えることの大切さは、民間も公務員も同じだと思います。

法律に沿って育休や育児短時間の制度を受け入れることは「最低限」で、それに加えて現場の視点を活かすことができると、大きな効果のあるアイデアがどんどん出てくると思います。そのためにも、育休復帰を経験したナースの本音に耳を傾けるところから、情報収集を始めてみるのもよい方法です。

❖介護休業よりも大切なこと

介護の悩みを抱える職員のサポートについても、教科書と真反対の主張があります。先日、取材を受けたマスメディアの方から、こんな相談を受けました。「国全体の政策として介護休業の制度が拡充されてきたので、取材先を探しているのだけれど、適切な事例が少なくて困っている」とのこと。とてもポイントを衝いたご指摘だと思いました。介護休業は、もちろん大切な制度だとは思いますが、実は、育休と比較して制度適用者数が増えないのは仕方のないことと考えていたからです。

そもそも、介護休業を積極的に薦めるのは正しい対応といえるのでしょうか。

介護休業を必要としそうなのは、主に40歳代後半以上で、組織内の立場は管理職や現場のリーダー格という方が多いはずです。

リアルに想像してみてください。たとえば、55歳の病棟師長が半年間の介護休業を取得した後に、現場に戻れるのか、ということです。私たち病院側が「大丈夫ですよ」としっかりと伝え、元の職場に戻れるように万全の環境を整えたとしても、心情的に戻りづらいということはないでしょうか。組織全体に気を配る実力者ほど、一度辞めたほうがいいのでは……と考えるかもしれません。

私は、介護休業や介護短時間勤務だけでは、組織の介護支援対策として全く不十分と考えています。介護支援は育児支援以上に組織の創意工夫が求められます。介護休業の権利をしっかりと保障することも大切ですが、それ以上に、**仕事と介護を両立できる人事システムをぎりぎりまで探していく姿勢が求められているの**ではないでしょうか。

この点で、【成功メソッド⑤】で紹介した短時間正職員（週休3日制）は、介護休業よりも有効だと思います。さらに**週休4日の月給制を適用する方法もありますし、時差出勤・フレックスタイムだって介護支援には非常に有効**です。

さて、私の主張に対して「そこまで自由度の高い組織運営をしても大丈夫？　現場が混乱しない？」という心配の声が聞こえてきそうです。しかし、こうしたシステムが適用されるのは、看護管理職世代の方が中心となるはずです。育児世代以上に、職務モラルも責任感も十分という方ばかりですから、黙って信用したらよい……と思います。

法律で定められている介護休業や介護短時間の制度はセーフティネットであり、最低限の基盤づくりをしているだけです。働いているナースの皆さんだからこそ、というホンネを前面に出して、介護支援のテーマを解決していただきたいところです。

成功メソッド⑨　もう1つのWLB——60歳以降の働き方を考える

ＷＬＢ対策によって頑張れる人は育児世代だけではないのに、また、育児世代の働き方に関する研修会が全国でたくさん開かれているのに対して、なぜか蚊帳の外に置かれているかのような世代があります。それが、いわゆる「定年世代」、60歳以上のナースです。

日本看護協会では〝プラチナナース〟という言葉も提唱され、この世代の活躍を期待する主張が広がりを見せつつありますが、いざ、現場に目を向けてみると、育児世代のような具体的な成功モデルがあまり出てきていない印象があります。

話題が少しそれますが、都道府県看護協会でお世話になった皆さんには、多分プラチナナースの方が多かったので（雰囲気での判断です……すみません）、私は、控室などで、この世代の皆さんが活躍し続けられる取り組み事例について、意識的に話していました。しかし、育児世代のWLB対策が多少なりとも進化しているのと比較すると、歩みが遅く、翌年うかがったときには引退されていて……ということもあり、とても寂しく思っていました。もちろん、ご本人の希望もあってのことと思いますが、十分な実力があるというのに、やはり残念です。

プラチナナースのWLBは、みんなが気づいているはずなのに、誰も取り組まないのか？取り組めないのか？

頑張るナースは世代に関係なくリスペクトされるべきです。そろそろ、定年は何のためにあるのかをしっかりと考えたうえで、**プラチナナースのための人事システムをきちんと運用するときがきている**ように思います。

現在、60歳以上の方の働き方は、パートタイマーにせよ、再契約にせよ、年齢による労働条件の引き下げが普通になされているようです。海外では人権侵害レベルとする指摘もありますが、日本では当たり前のように受け入れられています。

なぜでしょう？

もちろん、労働関係の法令に記載されているように、「定年」が公的に認められているからだと思います。その結果、「定年」という言葉には、すべての人を納得させる魔法の力が宿ったようです。

日本では、企業の業績悪化などを理由とする一時的な解雇、いわゆるレイオフが厳しく制限されています。入社したばかりの若者や中堅世代が守られる反面、定年による人員調整には寛容ともいえます。

その分、年金などの公的制度も充実していますから、プラチナナース世代も安心して後進に道を譲っていくという文化が定着してきたのだと思います。しかし、近年は、少子高齢化を背景に年金の支給年齢が引き上げられ、その金額も減る可能性があるなど、不安な状況となっています。

はたして、**定年で道を譲るシステムだけが機能し続けるのか**どうか。ナースの皆さん一人ひとりの問題として、しっかりと考えるべきだと思います。

また、**経営サイドの皆さんも、一定の年齢に到達したというだけで、貴重な人材を簡単にリリースするのが正しいことなのか**どうか、考えるときがきています。

実は、私が病院の組織管理を担当するようになった約20年前、最初に行ったＷＬＢの取り組みは、定年を迎える方々の雇用対策でした。週休３日制も夜勤対策も、主要なＷＬＢのテーマは、育児世代とプラチナナース世代をセットで進めてきました。

定年の柔軟な運用と、プラチナナース世代へのＷＬＢ制度適用や、きちんと人事評価で応える取り組みは、特に力を入れてもらいたいテーマです。

さて、それでも、１つだけ厳しい話題に触れたいと思います。

ナースの中には、年を重ねることで元気がなくなり、プラチナナース世代に達する頃には「ちょっと、お仕事的に難しいかも？」となる方もおられます。そして、そうした方の給与が、永年の勤務実績を反映して相当額に達していることもあるはずです。

理想論ばかりを唱えて現実から目をそらしていると、「年齢による衰えがみられる方のフォローは大変、給料も高いはずなのに不公平！」と不満を訴えるナースが出るかもしれない……これも現場のホンネです。

ですから、**日頃から能力や頑張りに応じた評価システムを整えたり、緩やかなステップダウンによって限られた役割を担ってもらったりするなど、個々に合わせた対応を行える人事システムを機能させておくこと**が特に重要となります。

Q

育児世代のＷＬＢと違って、あまり参考事例を目にする機会がありません。60歳以降のＷＬＢについて、どのような勤務形態、どのような処遇パターンが考えられますか？

A

「定年65歳」という、近い将来、一般化しそうなモデルで、定年延長を行うケースについて説明します。定年に到達したのですから、雇っている側が労働条件などを改めて決めることができます。

まず【勤務形態】。大きく3つの選択肢があります。①フルタイム（定年前と同じ、月給制）、②短時間正職員（月給制。時間短縮するので定年前より給与は下がる）、③パートタイマー（時給制。週20時間未満の勤務をするイメージ）です。①と②は、病院として、定年までと近い形で頑張り続けてほしいという願いが込められたモデルです。

次に【給与】ですが、私は、同じ職務を担当する場合には、基本給を引き下げない、昇給も継続するという、当たり前の考え方で臨むようにしています。短時間正職員の場合も、同じ職務を担当するのでしたら時間単価は同じ、時間の減少分、給与総額が減るのみです。ただし、明らかに職務内容の負荷を軽くする場合は状況が異なります。本人に説明したうえで、新たに基本給（低額の基本給）を設定します。

最後に【雇用契約期間】です。有期雇用契約（1年契約）で毎年慎重に対応するようにしています。

一番大切にしていることは、年齢で一律に対応することはしないということです。頑張っていただいている方に、きちんとした処遇で臨むことは、プラチナナース世代に活躍していただくための重要なテーマです。

……以上は、すべての業種・職種に共通の回答です。ナースの場合には、患者さんの人生の最後にかかわる機会が多いという医療・福祉機関の特性を踏まえて、さらに意識して取り組んでいただきたいのです。

病院を例に挙げますと、患者さん本人はもちろんのこと、ご家族の皆さんも、言葉では表現できないようなつらい思いを抱えて来院しておられます。そんな患者さんやご家族への対応において、プラチナナースの皆さんの中には、中堅や若手の模範となれる方がたくさんいます。

病院が、患者さんやご家族のために存在していることを考えると、プラチナナースの皆さんが「年齢」という理由で病院を去ることは大きな損失。働くほうは大変ですが、行けるところまで（?）頑張っていただくシステムを整備することは、とても大切なテーマだと思います。「ナースの仕事は年齢では区切ることができないのだ」という強い意識をもって、人事制度の理解以上に、プラチナナースに活躍し続けてもらうための看護チームとしてのアイデアを、私たち人事担当者にどんどん提案してほしいと思います。

最後に、このテーマで成功した病院のエピソードを紹介します。

65歳を迎えたBさん。病院の規程では、定年延長の場合、パート（時給制）が前提です。看護部は、患者さんへの優しい対応が模範となっているBさんの処遇を何とかしてほしいと申し出ました。病院は、週休3日制の短時間正職員を提案します。意気に感じたBさんは想定以上の年数を頑張り、最後は半日勤務のパートに移行し、73歳で引退しました。それから3年後、採用面接にやってきた新卒ナースが「私はBの孫です。祖母は、この病院が大好きでした。だから私も、ここで働こうと思いました」と……。

現在、その新卒ナースはおばあちゃんと同様、心の優しいナースに育ちつつあるそうです。

Bさんのような方が病院の宝です。大切な人材に活躍し続けてもらうという大きなテーマの前では、勤務形態・処遇パターンなど簡単すぎる課題といえます。

番外編

人事評価制度や処遇システムを検討する

ステップアップを可能にする「人事評価制度」「処遇システム」とは

さて、このパートでは【番外編】として、難易度が高いと思われがちな人事評価制度や処遇システムについて取り上げます。

人事システムの自由度が高い民間病院と違って、公的病院や大学病院の場合、「処遇システムの変更はハードルが高い！　無理！」と諦める気持ちになるかもしれません。たしかに、人事システムは簡単に変更できるものではありませんが、効果的な処遇システムのポイントを把握するだけでも、意味はあります。

それに、元来、処遇システムは、基本給や賞与だけで組み立てられているわけではありません。処遇システムの変更そのものは難しかった看護部が、部内の工夫によって大きな成果を上げたケースもあるのです。特に、その病院に勤めること自体が地域においてステイタスとなっているような場合には、元々の帰属意識が高いことも考えられます。すると、ちょっとした工夫でも成果が上がりやすいので、各々の病院の強味を活かして、前向きに処遇システムのポイントを把握するとよいと思います。

❖WLBの成功につながる処遇事例①～厳しい勤務負荷がかかる人たちに応える「夜勤・休日出勤インセンティブ」

24時間365日稼動している病院でWLBを展開するわけですから、育休からの復帰が集中するうえに、業務経験のない新人も配置される4～5月は、ほとんどの病院で夜勤者が不足して、中堅ナースの夜勤回数が増えているはずです。

また、産休予定のナースが1つの病棟で3～4名発生することも、それほど珍しいことではありません。この場合も、たくさんの夜勤回数を頑張ってくれているナースがいるはずです。

さらに、小学生の子どもをもつナースにとっては、夜間よりも、小学校のない土日祝日の出勤が難しいというケースもあります。すると、ここでも、その分を頑張ってくれるナースが必要になる……夜勤や休日出勤の負荷がかかる人はどうしても出てしまうのです。

多様な勤務形態の中でも、まずは、看護部の中で一番負荷がかかっていると考えられる、**「勤務制限がなく、あらゆる勤務変更に対応してくれる人」「夜間や休日の勤務をたくさん担当してくれる人」の頑張りに応えるシステムは最優先**と考えています。

そこで威力を発揮するのが、賞与の加算で頑張りに応える方法です。私の所属法人では「夜勤インセンティブ制度」「休日出勤インセンティブ制度」として運用しているのですが、賞与査

夜勤・休日出勤インセンティブ制度

- 周囲と比較して、夜勤の回数をたくさん頑張ってくれているナースや、土日祝日の出勤率が高いナースが対象
- 通常の賞与に加えて、経営トップが定めた所定金額のインセンティブ加算を行う制度

制　度	概　要
夜勤 インセンティブ	3交代制勤務の場合、ナースの夜勤回数は、準夜勤・深夜勤を合わせて7〜8回/月となることが多い。半年間の月平均夜勤回数が9回以上のナースをインセンティブ加算の対象とする
休日出勤 インセンティブ	半年間の土日祝日の出勤率が2/3以上のナースをインセンティブ加算の対象とする

- 賞与には、経営に貢献してくれた職員の頑張りに応える報酬という側面がある
- 能力に関係なく、厳しい勤務を精一杯頑張ってくれた職員に応えるインセンティブ制度は、賞与に適している

※夜勤回数は3交代制勤務のもの。準夜勤と深夜勤の合計。

定期間（6カ月）に一定回数以上（おおむね月9回以上）の夜勤を担当したり、土日祝日の出勤比率が一定比率以上（おおむね65％以上）に達したりしているナースに対して、賞与に定額加算を行っています。ちなみに勤務内容（スキルや態度）による賞与査定も行っていますので、夜勤インセンティブ・休日出勤インセンティブと合わせて、トリプル加算となるナースもいます。

Q

夜勤負担の重いナースの頑張りに応える方法として、夜勤手当を引き上げる方法も有効だと思うのですが、賞与加算したり表彰で応えたりする方法と何が違うのですか？

A

夜勤手当を引き上げると、夜勤回数をたくさん頑張った人の収入が一番増えますが、基本的には、夜勤をするすべての人の労働条件を底上げする戦略といえます。

これに対して、周囲のナースよりも頑張った人だけに、リスペクトの意思を伝える戦略が賞与加算や表彰です。夜勤手当引き上げと比べて、特定の人にピンポイントで加算できるため、「負荷のかかった人の頑張りに応える」という点では、こちらの効果のほうが大きいように思います。ちなみに、夜勤回数が所定回数を超えた場合に、その分の夜勤手当だけは、さらに引き上げるという戦略もあるようです。この場合は、賞与加算や表彰と同じ意味合いになります。

もう1つ、あまり話題になりませんが、賞与加算や表彰の特徴があります。経営サイドのメリットなのですが、一度引き上げた夜勤手当を引き下げることは労務的に〝禁じ手〟であるのに対して、賞与加算であれば、そのテーマも金額も、柔軟に変更できるということです。

たとえば、「夜勤者は充足したけれど、土日出勤できる人が少ないから、夜勤インセンティブ加算は縮小して、休日出勤インセンティブ加算を拡充しよう」ということもあり得ます。戦略性の高い手法なのです。

では、夜勤手当引き上げよりも、夜勤負荷のかかる人に賞与加算する手法のほうが優れているのか……というと、そんなことはありません。安心して働いていただくためにも、夜勤手当が安すぎないかどうか、常に目配りをすることはとても大切です。

一般的に、就業規則（給与規程）に明示される夜勤手当は、引き下げられることがありませんから、ナースの皆さんにとって大きな意味があります。賞与加算のような派手な施策だけに目を奪われることがないようにお願いします。

夜勤手当を引き上げるのは、みんなの安心感を高める手法、賞与加算するのは負担のかかっている人たちの頑張りにピンポイントで応える手法です。それぞれの病院の状況に応じて、いずれを選択するのか、それともしないのか、戦略的に考え続ける姿勢が大切だと思います。

戦略というと難しく聞こえますが、決してそんなことはありません。

私が夜11時以降に職場から退出するとき、病院近くのコンビニで出勤途中のナースを見かけることがあります。道路も店内もガラガラな中、慌ただしく飲み物と軽食を買い、緊張感あふれる表情で病院に入っていきます。全国の病院で見られる当たり前の光景です。こういう人たちに病院は支えられている、という気持ちを忘れないことが、戦略的に考え続けることにつながります。

❖WLBの成功につながる処遇事例②～少しでもステップアップする人たちに応える「報酬ポイント選択制度」

夜勤負荷がかかるナースの頑張りに応えるために、賞与加算インセンティブシステムを採用したとしても、あるいは夜勤専従のシステムで夜勤不足をまかなったとしても、それはナースのWLBの「根本的な問題」を解決したことにはなりません。

ナースが育休から復帰するとき、彼らのほとんどは夜勤0回……まあ当然です。この育休からの復帰が毎年相当数あるのですから、先に育休から復帰したナースが夜勤0回のままだと、病棟は毎年どんどん厳しい職場環境に陥る……これがナースのWLBの根本的な問題です。

ですから、ナースのWLBを成功させるには、育休からの復帰直後は0回だった夜勤を、月2回→4回→6回→8回と増やしていく必要があるのです。「インセンティブシステムで、たくさん夜勤してくれたら賞与も増えますよ」と励ましてみても、残念ながら夜勤0回のナースの心に響くとは思えません。なぜなら、いきなりたくさんの夜勤回数を頑張れるわけがないからです。そこで、少しの回数でも夜勤を頑張ろうとする、勤務形態をステップアップさせようとするナースを大切にするシステムが重要となります。**勤務形態のステップアップこそ、ナースのWLBを成功させる重要なテーマ**なのです。

今から10年前のこと、夜勤回数の制限状況を賞与額に反映させていた私の所属法人では、夜勤制限をしているナースと夜勤制限をしていないナースの離職状況に差はなく、離職率自体も低く推移していました。これは、夜勤制限を賞与額に反映するというシステムが、現場のナースに受け入れられていたことを意味しています。勤務形態をステップアップする流れも、それなりに確立されていました。

しかし、夜勤を制限すると賞与額が減るというのは何だか悲しい……私は報酬の概念を広くとらえたシステム運用を試みることにしました。つまり、**お金だけが報酬なのではなく、働き方を選択できることも大切な報酬だ**と考えたのです。ですから、すべてのナースに（報酬）ポイントを配分して、報酬をすべてお金（賞与）で受け取るのか、「働きやすさ」「休みやすさ」などにも振り分けるのか、ナース一人ひとりに選んでもらうことにしました。

あらかじめ報酬ポイント100点を受け取ったナースは、自分の意思で権利を選びます。たとえば、月2～4回という少ない夜勤回数を選択するために必要な報酬ポイントは10点と公開されているので、ポイントを振り分けると、賞与基準額は90／100となるわけです（最終的な賞与額は、人事評価も反映して決定）。

一方で、そういった希望がないナースは報酬ポイントをすべてお金で受け取るため、賞与基準額は100／100……こうした選択をナース全員が毎年行い、さらに年度途中も、家庭環境の変化などがあれば、ナースの意思で切り替えられるようにしてみました。

ＷＬＢの考え方が広く浸透する中で、「報酬＝お金」という概念だけでは現場のニーズに対応できないので、「勤務時間の選択」「休みやすさ」なども大切な報酬として定義する……さらに、夜勤者を確保するためのインセンティブとして機能させることを意識しました。

また、多様な勤務形態と報酬の関係をオープンにすることで、誰でも利用できるＷＬＢ制度として運用できれば、不公平感を抑えられるかもしれない……「報酬ポイント選択制度」には、そんなねらいもありました。

こうしてステップアップがお得というモデルを提示して、すでに10年、今でも「報酬ポイント選択制度」の大枠は変わっていません。

毎年相当数の育休からの復帰があるのに、一定比率以上のナースが夜勤を担当する状況が継続していて、離職率も低く推移していますから、このシステムには一定の効果があるように思います。また、オープンにシステムを運用したことで、ナースは諸々の理由による緩やかなステップダウンや一定期間のステップダウンを柔軟に選択できているようです。

次の資料は、ナースと同じく育児世代が急増している介護職を含む、当法人看護部の「報酬ポイント選択制度」利用状況です。夜勤免除の権利があるにもかかわらず、日勤からのステップアップが常に一定数あるおかげで、夜勤者が何とか確保できている状況をわかっていただけると思います。

報酬ポイント選択制度の考え方

①「働きやすさ」や「休みやすさ」を【報酬】として定義することで、職員の選択肢を広げ、オープンでわかりやすい WLB 人事制度を運用

②公開されたポイント情報を参照し、一人ひとりの意思で報酬受け取り方法を選択

③WLB 人事制度が成立する前提は CS（患者さん・利用者さんの満足）の成立。常に ES（従業員の満足）と CS の両立を意識して制度を運用

<table>
<tr><th>勤務ステップ</th><th>2017/7
実態</th><th colspan="2">目標値</th><th>賞与への
配分</th></tr>
<tr><td>平日日勤</td><td>6.1%</td><td colspan="2" rowspan="2">10%以内</td><td>70%</td></tr>
<tr><td>＋土日勤務</td><td>6.8%</td><td>75%</td></tr>
<tr><td>＋月 4 回以内夜勤</td><td>6.2%</td><td rowspan="2">20%</td><td rowspan="3">90%
以上</td><td>90%</td></tr>
<tr><td>＋夜勤回数制限なし</td><td>10.2%</td><td>95%</td></tr>
<tr><td>勤務制限なし</td><td>70.7%</td><td>70%</td><td>100%</td></tr>
</table>

- 短時間・日勤制度の利用期間が短いほど、勤務し続ける人に追いつきやすく、満足度は高まる傾向にある
- 入院患者の急変確率が高まる夜間に少人数で対応しているナースはリスペクトされるべき

Q

最近は、院内保育所を整備する施設が増えていて、なかには夜間保育を行ったり、病児を受け入れたりしている施設もあるようです。しかし、院内保育所には相当のお金がかかると思います。規模が小さく対応できない病院は、どうしたらよいのでしょうか。

A

首都圏を中心に深刻な保育所不足が発生している現況から、事業所内託児施設については、今や医療機関だけではなく、すべての産業が注目するところとなっています。

公的な補助金制度も手厚く、規模や形態など、たくさんのモデルを提供できる優れた事業者もあります。費用についても、さまざまな選択肢がありますから、最初から「無理」と思わず、さまざまな事例を調査して検討されることをお薦めします。院内保育所を整備するための支援環境は、以前と比較してずいぶん整ってきています……という教科書的な回答だけでは、多分納得していただけないと思うので、続いて本音でお答えします。

ＷＬＢに成功した病院は、決して院内保育所を整備した病院ばかりではありません。本文で話題にしているとおり、育児中でも少しくらいは夜勤を頑張ったり、夜勤回数の増減に柔軟に対応する……といった組織文化が定着することがWLB成功のポイントと考えています。そうであれば、夜間保育を行わない院内保育所では、夜勤者のニーズに応えられていないわけですから、決定的なWLB対策とはならないように思うのです。

次に、いくら手厚く財政補助があったとしても、院内保育所にかかる費用はゼロではないはずです。夜間保育を対策すれば費用はさらに増えます。これは割と禁句の部類の話だと思うのですが、そうしたお金は福利厚生費……つまり人件費ですから、その分、ナースの皆さんのために使われる予定だったお金が少し減るかもしれません。さらに公的機関による財政補助が将来的にずっと続くのかどうかという話もあります。心配しすぎかもしれませんが、経営なのですからリスクは常に想定しておく必要があります。

実は、WLB成功事例の中には、院内保育所に投資する代わりに、ナースの配置数を増やすことで、休みやすく、夜勤回数の調整を実現しやすい環境を作り上げた病院もあります。ナースの配置要員を増やすのにかかる費用は院内保育所よりも少なく済み、院内保育所に負けないような成果が出たのだそうです。病院規模が小さくて院内保育所への投資が難しいという病院には、特に参考にしていただきたい手法です。

最後に、もう1つ本音で……最近は病児まで受け入れてくれる事業所内託児施設もあり、「病気でも預かりますから安心して働けます」とのこと、人事担当者として、素直に「すごい！　働く人は助かるだろう」と思いますが、親の立場では少し感想が異なります。病気のときは自分で子どもを診られる環境が一番安心、父親の私でさえそうなのですから、母親で、ナースであればさらに……という気がします。

　みんなが安心して、いつでも家族のために休めるように、配置する人を少し増やすという投資について、院内保育所への投資と同じくらい真剣に考えてほしいです。

❖WLBの成功につながる処遇事例③～誠実な人たちに応える／勤務形態に関係なく頑張りに応える

WLB対策として、夜勤のような身体負荷が重い勤務を頑張ってくれる人に応える処遇システムを強化することは、確かに大切です。しかし、最近、夜勤対策に注目が集まりすぎて、少しおろそかにされがちなテーマがあります。たとえば、いつも職場を明るい雰囲気にしてくれる、みんながやりたがらないような仕事でも献身的に対応してくれる、さらに、緊張している新着任者にさりげなく心配りしてくれる、このようなナースは、誰が考えても大切な存在です。

つまり、さまざまな事情によって夜勤が担当できなかったとしても、誠実に頑張ってくれるナースを大切にするというテーマを決しておろそかにはできないということです。

少し考えてみていただけないでしょうか？

夜勤に関する処遇システムを強化するのであれば、同時に、勤務形態に関係なく、誠実に頑張ってくれるすべてのナースの頑張りに応える処遇システムも強化しておかないと、評価のバランスが崩れて不満が高まり、看護部組織の運営に支障をきたしてしまうかもしれません。これが、処遇システムを整備・運用する難しさだと思います。

看護に対して誠実で、献身的にチームを支えてくれるナースをリスペクトすること、これは夜勤と同じくらい大切なテーマです。「病院が誰のために存在するのか」を考えれば、患者さんや地域の皆さんに安心して病院に来ていただくことが最も重要なテーマなのですから、次のＱ＆Ａに紹介する事例のように、ある程度シンプルに考えていただきたいところです。

キーワードは「献身性」。優秀さを問う……つまり能力が高いか低いかという評価ではなく、一人ひとりの姿勢に注目する評価なのですから、賞与査定や表彰制度に盛り込めば、比較的簡単に対応できると思います。

Q

人事評価制度の導入に慎重になる理由の1つに、評価の公平性の問題もあると思います。何かよい方法はないものでしょうか？

A

多くの病院では、評価の公平性を保つために、きちんと人事考課制度を学び、評価者トレーニングもしっかりと行っておられるようです。大切なことだとは思いますが、看護管理職は、本当にこれほどの時間をかけて頑張らないといけないのでしょうか？

たとえば、Aさんの昇給額5千円に対して、Bさんは5万円、あるいは20歳代でも病棟師長にどんどん抜擢する、降格人事も躊躇なく行うというような、競争原理を強化した一部の一般企業のような組織管理を行うのでしたら、評価者トレーニングはとても重要です。

しかし、チームで患者さんに対応する看護の現場で、処遇格差もそこまで大きくはないのに、競争原理を強化した企業並みのシステムが求められるのでしょうか。少し考えていただきたいテーマです。

1年に2回の目標管理面接＋評価や、昇格評価のための面接を目にして、私は「頑張りすぎでは？」と思うのです。そこまでやってしまったら、評価される側も「評価されたら、何をしてもらえるのだろう」と期待しますから、中途半端な報酬では、逆に不満が溜まる可能性さえあります。

ましてや、WLB対策としての評価は、能力というよりは頑張る姿勢を評価するものですから、もっと簡単で十分だと考えています。たとえば、「この半年間で頑張った人に賞与加算査定を行います。病棟の30名に持ち点10点を振り分けてください」と伝え、あとは病棟師長を信頼して、縛りなく自由に評価をさせるようなイメージです。

師長の負担は格段に軽くなります。そして、看護管理職の皆さんにはご自身に置き換えて考えていただきたいのですが、病棟師長クラスの実力者であれば、こうした評価では、トレーニングを行わなくともバランスのとれた対応を行えるのではないでしょうか。ただ、リスク管理は必要ですから、そこは看護部長や経営層といったトップマネジャーが、2段構えで評価内容を確認したり、さらに人事部門が保管しているデータを元に精査したりといった対応を行えばよいのです。

最後に――人事担当者が、これを言ったらオシマイなのかもしれませんが――はたして、人事考課制度を学ぶ時間を確保して評価トレーニングを行えば公平にできるのでしょうか？　そもそも人事評価の上で公平とは何でしょうか？

何やら禅問答みたいになってきましたが、私は、看護管理職の経験に培われた観察眼を信頼して任せるほうが王道で、人事考課制度は、そのサポート役に過ぎないという考えです。

人事考課のよい方法は、特にＷＬＢの場合、評価に当たる方が現場を見て誠実に対応されること……簡単ですが、これだけです。現場の看護管理職が自信をもって人事評価に当たれる環境を用意することが一番大切だと思います。

さて、このパートの最後に、Q＆Aで紹介したような賞与査定に対して、現場の病棟師長がどのように感じているのか、某看護師の生の声を紹介します。病棟師長に評価を任せることで、処遇システムの効果が上がることはもちろんですが、病棟師長に自信をもって元気に頑張り続けてもらうという、もう1つのねらいにも気づいていただけると嬉しいです。

＊WLBに対する職員一人ひとりの思いは異なります。モラール（頑張ろうとする気持ち）が高く、献身性をもってチームに貢献してくれるナースがほとんどなのですが、患者さんのことも周囲のことも後回しで、権利主張ばかりという人も……全くのゼロではありません。頑張ろうとする人が大切にされるという共通認識がチームに広がると、自然と職場の雰囲気はよくなりますから、看護管理職による人事評価が報酬に反映されることの意義は実感しています。

＊現場のことを一番よく知っているのは、やはり現場の看護管理職だと思いますので、看護管理職が慎重に、でも、勇気をもって評価を行うことは、何も行わない場合と比較して、チームによい効果を与えると思います。スタッフのやりがいにもつながるはずです。また、評価する側の私も、献身的なスタッフに多少なりとも報いることができて嬉しいものがあります。

＊チームの誰もが納得する「いい人」をピックアップするだけですから、1時間もあれば賞与

査定は終わります。評価育成ラダーのように能力を判定することと比較すると、簡単とまでは言いませんが、そこまで難しい評価ではありません。これが、実際に病棟で賞与査定を数年にわたって担当した者の率直な感想です。

STEP6

人事評価制度や処遇システムよりはるかに大切な「トップのメッセージ」

さて、いよいよ……というテーマです。

本書は、そもそも処遇システムを簡単に変更することができない、そのようなシステムを作れる人事担当者もいない……という環境をイメージして構成しています。前項【番外編】で処遇システムの事例を紹介したのは、本項【STEP6】の参考にしていただくためです。

それに、先進的な処遇システムを導入したのに思ったような成果が上がらなかったケースは珍しくありませんが、これから紹介する内容を徹底したのに成果が上がらなかったという話は、あまり聞いたことがありません。

ナースの皆さんには、看護部だからこそできる、処遇システムよりもはるかに大切なテーマに取り組んでいただきたいと思います。

成功メソッド⑩　夜勤負担のかかっている人や病棟の情報を共有する

次の資料は、賞与でインセンティブ加算を行うために、月平均夜勤回数9回以上という夜勤負担の重い人を病棟ごとに調べたものです。2年間、それぞれ夏と冬、4回の賞与での実績をまとめています。インセンティブ制度では、この表の人たちに賞与加算を行うわけですが、私は、この表の情報を看護部全体、看護管理職からルーキーにまで知っていただくことが、イン

インセンティブ制度の本当のねらいは「情報（問題意識）の共有」

- 夜勤回数の多いナースへのボーナス加算は難しくても、もっと大切で、すぐできることがある

⇩

- 「どの病棟に」「誰に」夜勤負担がかかっているのか、【情報管理】し、【情報を全体で共有】し、【メッセージを出す】こと

病棟	2016年度		2017年度	
	夏季	冬季	夏季	冬季
A	1名	5名	3名	4名
B		3名	10名	5名
C			3名	4名
D	6名	9名	7名	8名
E	1名	4名	5名	4名
F	1名	2名	5名	
計	9名	23名	33名	25名

【メッセージ例】

- 頑張ってくれる人がいたから病院が機能する
- 夜勤を少しでも増やす人がいたので、少しゆとりが出た
- 負荷のかかっている病棟には、今後優先的にナースを配置する
- 少しずつでも夜勤回数を増やす努力を続けてほしい

etc.

センティブ加算よりも重要と考えています。
それは、この資料とともに、病院トップのメッセージを伝えることができるからです。

たとえば、「夜勤をたくさん頑張ってくれるナースがいたから病院が機能する」「夜勤回数を少しずつでも増やすナースがいたから、看護部全体では夜勤回数9回以上の人が減少して、わずかにゆとりが出た」といった、病院トップの感謝の気持ちを現場に伝えることができます。すると、重い夜勤負荷がかかっているナースの皆さんが、「病院トップは、自分たちの頑張りを認めてくれている」と前向きに受け止めてくれるかもしれません。

また、特定の病棟に注目すると、この2年間、D病棟には夜勤回数の多い人が集中しているようです。「D病棟には負荷がかかっているから、最優先でナースの配置を行う」という、看護部長の指針を伝えることもできます。何より、「みんながゆとりをもって働くためにも、権利があろうとなかろうと、少しずつでも夜勤回数を増やせないかどうか、全員が考えてほしい」というメッセージを発信できるのです。

このように、**夜勤インセンティブ制度の本当のねらいは、トップのメッセージを伝えて、その情報を共有すること**にあるのです。

成功メソッド⑪ 病院が目指す勤務形態のあり方を数値で示す

少しずつでも夜勤回数を増やす人を後押しする「報酬ポイント選択制度」、実は、この制度の一番のねらいも、病院トップのメッセージを伝えて、その情報を共有することにあります。

次に示す資料内の表は、平日日勤専従から夜勤回数や出勤日に制限のない人まで、勤務ステップごとの人数と比率を賞与の支給月にまとめたものです。この数値を、経営トップのメッセージとともに現場にフィードバックすることが、報酬ポイント選択制度以上に大切な取り組みとなります。

たとえば、この表で、2017年7月と12月を比べると、「夜勤に加わってくれたナースがたくさんいる。勤務形態のステップアップをしてくれたナースの皆さんに感謝する」というメッセージを出すことができます。また、安全安心な病院運営を行うためにも「勤務制限なく働いてくれるナースは全体の70％以上、回数に関係なく夜勤してくれるナースが全体の90％以上という目標で臨む」といったメッセージも出したいところです。

ちなみに、**メッセージを整理する場合の1つのポイントとして、病棟師長を支援するイメージで臨むこと**をお薦めしたいです。ＷＬＢで多様な勤務管理が必要となり、病棟師長や主任看

WLB制度を成功させるには

■成功のポイント：
「みんなに優しく」「みんなで協力して看護の現場を守る」

- 【誰でも】WLBの権利はみんなにある。「育児・介護に関係なく」という考え方で誰でも使える制度を目指す
- 【いつでも】家庭環境の変化に速やかに対応できるように、ステップアップ/ステップダウンの要望をいつでも受け付ける。部門の理解と部門間連携強化が重要
- 【ステップアップ】夜間や休日にナースがいない病院に患者さんは入院できない。ステップアップを常に意識する必要がある

■ WLB制度が成立する条件

- 勤務制限なしの人が70%以上いること
- 回数に関係なく、夜勤する人が全体の90%近くいること

〈例〉

勤務ステップ	2017/7		2017/12	
平日日勤	6.1%	27名	4.7%	20名
＋土日勤務	6.8%	30名	5.8%	25名
＋月4回以内夜勤	6.2%	27名	7.0%	30名
＋夜勤回数制限なし	10.2%	45名	8.4%	36名
勤務制限なし	70.7%	311名	74.1%	314名

護師のマネジメントは非常に難度が上がっています。トップによる後方支援があることで、第一線に立つ病棟師長は安心して病棟管理を行うことができます。

なお、こうしたメッセージが出せる前提条件として、病院組織が法令の保障する権利にとどまることなく、誰にでも使える優しいＷＬＢ制度を心がけていることが挙げられます。そうでなければ、組織としては何もせず、単に厳しい目標を現場に投げかけるだけの意地悪な病院となります。とても成功メソッドとして紹介するわけにはまいりません。

成功メソッド⑫　働きやすさにつながる看護部用勤務統計のススメ

❖有給休暇や超過勤務の対策よりも大切な「勤務統計」

日本看護協会の委員としてＷＬＢの取り組みを支援していた頃、看護部門の皆さんが、超過勤務や有給休暇行使の状況を統計処理したうえで対策協議される事例をたくさん見かけました。統計管理すると、責任ある立場の人たちが、超過勤務と有給休暇に関する問題認識を共有することができますから、問題に対して的確な対策をとることができます。ＷＬＢに取り組み始めた看護部の皆さんにとってはよい方法だと思いますが、そろそろ看護部門らしく、さらに一歩踏み込んだ勤務統計を考えてみてはどうでしょうか。

人事部門が、有給休暇や超過勤務の統計を作成する大きな目的として、超過勤務が増えたり有給休暇が取れなかったりして、労働関係の法令が規定する最低の労働条件さえも満たせないケースが発生することを未然に防ぐことがあります。

いわゆる「ブラック企業」に陥らないように、必要に迫られた人事部門が勤務統計を管理しているわけです。つまり、**人事部門の勤務統計は最低限の労働条件を保障するためにある**ともいえます。

これに対して、**看護部門のＷＬＢで目指すものは、最低限の職場環境ではなく、みんなが満足して働き続けられる、よりベターな職場環境である**はずです。そのためには、人事部門的な勤務統計にならって対策をするだけでなく、看護部門ならではの視点で、皆さんの働きやすさにつながる勤務統計にも目を向けてほしいのです。

実は、この【ＳＴＥＰ６】で紹介した統計こそ、看護部門ならではの勤務統計です。

まず、病院のＷＬＢ対策で真っ先に出てくる夜勤者確保の課題、たとえば、3交代制勤務でしたら月平均9回以上夜勤をするナースの人数を、季節ごとでもよいので病棟別一覧表で管理したいところです。そして、その統計を病院全体で共有したうえで、「負荷がかかっている病棟やナース個人の頑張りに応えるために何をすべきか」を検討するのです。

また、妊娠や家庭環境の変化等により、職員数は同じでも夜勤可能な職員数は常に増減しているのですから、夜勤回数に制限のない人と制限のある人、日勤専従の人……、それぞれの人数を集計し、夜勤者不足状況を病棟別一覧表で管理したいところです。こちらは、「夜勤者不足を何とかしよう」という発想を生みます。

以上の考え方は、超過勤務や有給休暇の統計管理を行うことで人事対策に結び付けるのと全く同じ、とても簡単な対応です。ただ、法律の根拠がある超過勤務や有給休暇と異なり、罰則が発生する可能性が少ない分、社会保険労務士や人事部門が、この件に言及する可能性は低く、看護部門が独自に動き出さない限り、この、とても有効な統計が日常的に管理・活用されることはないのかもしれません。

現場の苦しさを知っている看護管理職の皆さんだからこそ、注目していただきたいポイントです。

❖ 勤務統計を管理すれば新たな処遇システムにつながる

新しい処遇システムをスタートさせることはハードルが高いと嘆く前に、まずは、大切な情報を共有してメッセージを発信……という提案をさせていただきました。

ただ、最終的にはＷＬＢに必要な人事評価制度や処遇システムを機能させたほうが、より円滑な組織マネジメントを実現しやすいのは確かだと思います。都道府県看護協会でナースの皆さんを支援する中で、夜勤要員不足に対して処遇改善を訴える提案をしても、なかなか経営層に受け入れてもらえないという相談をたびたび受けてきました。

私は、20年くらい前、自分自身が一般企業の人事部門で働いていたときの悩みを思い出しました。看護部門の皆さんと同じ状況に置かれた当時の私は、提案を跳ね返されながら「どうすればいいのか……」と考えていました。そして、成功確率の高い方法を１つ見つけました。


どんな組織でも、処遇条件の引き上げには、とても慎重です。経営層が看護各部門の要請にすべて応じていたら、お金がいくらあっても足りないからです。それに、そもそも看護部の提案で問題解決できる保証はありませんし、情緒的に訴えられても問題の内容を正確に把握できません。ですから、そんな経営層を説得するためには、やはり、**問題の重要性や危機的な状況を客観的に証明するデータを提示することが最も有効**だと思います。

処遇改善にも手順があります。問題の深刻さを強く訴えて、速やかな解決につなげるのは、どちらかというと特別なケース。看護部門ならではの視点で日常的に勤務統計を管理し、数値的根拠をもって取り組むことこそ、王道の処遇改善手順だと思います。

看護部用勤務統計のススメ

- 人事部は残業や有給休暇の統計をとらざるを得ない
  ⇒法令違反“ブラック企業”は嫌
- 定期管理で問題認識を共有
- 残業が減り、有給休暇行使が増える
  ⇒最低限の環境を保障するための統計

- そろそろ人事部的→看護部独自に移行しては？
- 最低限の職場環境ではなく、よりベターな職場環境を！
- 働きやすさにつながる勤務統計に目を向けて！

■罰則が発生しないので、人事がタッチしないかもしれない統計

- 月９回以上（３交代）夜勤を頑張っている人数を病棟別一覧表で管理

- 負担の重いナースの頑張りに応えよう

- 夜勤制限のない人とある人、日勤専従の人を毎月集計して、病棟別一覧表で管理

- 夜勤者不足を何とかしよう

■王道の処遇改善手順

ナースの勤務統計→深刻な問題を全体で共有→組織形態に関係なく、動きが生まれる→データが提示され続けている以上、スルーしているとマネジメント責任が発生する

客観的なデータで日頃から問題意識を共有できるようになると、その問題が深刻なものであればあるほど、どのような組織形態の病院であろうと、賢明な経営者は必ず反応するはずです。なぜならデータがそろっている以上、対策をしないと、経営サイドの責任は免れないと考えるからです。

資料は、看護部ならではの勤務統計や客観的なデータを管理・分析することの意義をまとめたものです。このような地道な取り組みから、いずれは看護部門の皆さんが望んでいるような新たな人事制度が生まれる未来をイメージしていただきたいと思います。

STEP7

WLBの最終到達点——「育成」の話

ここまでの対応が成功して、人員が整って休みは取れるようになった。夜勤者も確保できて、極端に負荷がかかっているナースは少なくなったようです。さて、これでＷＬＢの取り組みは完了ということでよいのでしょうか。

残念ながら、まだ大切な課題が残っています。ただ、いよいよゴールは見えてきました。

成功メソッド⑬　ＷＬＢ制度利用者を専門職として育成・評価する

１つの成功モデルとして、主任看護師を務めるＦさんのケースからポイントを紹介します。

略歴

Ｆさんは、産休・育休を経て、２０１１年に病棟に復帰しました。勤務形態は週休３日制（短時間正職員）を選択しました。その後、勤務日数を増やしたり、少しずつ夜勤をしたりして、緩やかに勤務形態をステップアップさせていたところ、職場復帰から４年目の２０１４年、副主任看護師に起用されました。続いて２０１６年には主任看護師に昇格しました。今では、病棟責任者を担える人材として活躍しています。

Fさんがメディア取材を受けたときの発言概要

取材者：「仕事上で大きな意味をもつ経験や転機になったことはありますか？」

Fさん：「育休から復帰して以降、ＷＬＢ制度を使うことを周囲の同僚から受け入れられていたので、安心して頑張ることができました。緩やかに勤務形態をステップアップさせていく中で、副主任看護師に起用されることとなりました。**勤務制限がある中でも重要な役割を担い、やりがいをもって働くことは、仕事と家庭を両立させるうえでも一番大切なこと**だと認識しました」

このFさんの状況が、現時点で私が考えるＷＬＢの取り組みのゴールです。資料のようにマズローの欲求モデルに沿って整理しますと、Fさんは、育休から復帰した後、緩やかで多様な勤務形態が保障された中で精一杯頑張って勤務し、チームに受け入れられます。こうしてFさんの社会的欲求は満たされ、安心して働くことができました。

さらに、ナースとして職務レベルを高めてゆくFさんを、看護部は副主任看護師に昇任させました。病院（看護部）から専門職としてリスペクトされていることを示されたFさんは、より高いレベルにある尊厳・尊敬といった欲求を満たされたのかもしれません。Fさんは、ナースとしても家庭人としても自己実現――自分の思いのままに行動するという、最上位の欲求モデル――に向かっているという分析ができるように思います。

F さんを支えた人事システム

- F さんは 2011 年に育休から復帰して病棟で働き始めた
- マズローの欲求モデルに照らして、効果的だったシステムは？

<table>
<tr><th>欲求レベル</th><th>F さんの勤務状況</th><th>効果的だった主な人事システム</th></tr>
<tr><td>自己表現</td><td rowspan="2">[2014 年～]
勤務形態をステップアップさせる過程で（緩やかな勤務形態のまま）、副主任看護師→主任看護師へと昇任</td><td rowspan="2">■やりがいを感じられるシステム
• 仕事内容を評価するシステム
• 階層評価（育成ラダー）
• 昇級・賞与査定
• 飛び級評価</td></tr>
<tr><td>尊厳</td></tr>
<tr><td>社会的</td><td rowspan="3">[2011～2013 年]
平日の日勤・短時間という緩やかな勤務から、夜勤を含めて徐々に勤務のペースを上げていった</td><td rowspan="3">■安心できるシステム
• 週休（隔週）3 日制
• 勤務形態をステップアップさせたり、ステップダウンさせたりするシステム
• 相談窓口</td></tr>
<tr><td>安全</td></tr>
<tr><td>生理的</td></tr>
</table>

それでは、マズローの欲求レベルに合わせて、効果的だった施策を整理します。育休から復帰後、WLB制度を使うナースにとって、チームから受け入れられるかどうかという最初のハードルを飛び越えるためには、「週休3日制」や「勤務形態のステップアップ／ステップダウン」といった、ナースが安心して活躍できるような施策が有効です。

しかし、最終到達点、周囲から認められて自身の思いを実現し満足するためには、やはり、きちんと評価されたり教育を受けて成長したりといったシステムがポイントとなってきます。WLB制度を利用していようがいまいが、ナースとしてきちんと育成したうえで評価するという当たり前の指針とプログラムが、最終到達点へ向かうための鍵を握るはずです。

成功メソッド⑭ 人事評価制度を機能させる

Fさんの事例において、高い欲求レベルに到達してもらううえで、特に有効だったと考える人事評価制度を整理してみました。処遇システムと密接に関係する内容ですから、本書では参考資料として簡単にまとめるにとどめますが、ポイントを把握しておくと役立つと思います。

ただ、資料にまとめると理想的かつ簡単に進行したように見えますが、こうした育成・評価・処遇の取り組みを組織全体で進めるのは相当に大変なはずです。実際に挑戦して悪戦苦闘

（参考資料）

Ｆさんの事例で効果的だった人事評価制度

【階層評価：能力の評価】
いずれも看護部の育成ラダーが大きな役割を果たした

- 育休によるブランクがあったＦさんであっても、育成ラダーによって正当に階層評価がなされていたことで、スムーズにキャリアアップする流れに戻れた
- 働き方に関係なく、育成ラダーに応じた育成プログラムをしっかりと提示していたため、Ｆさんは成長の機会を得ることができた

【頑張りの評価】

- 看護部は、１年間の目標管理（業務評価）、あるいは年２回の賞与評価によって、Ｆさんの頑張りをしっかりと評価し、リスペクトの意思を表明していた
- ブランクから復帰するナースは、「自分は大丈夫なのだろうか？先頭集団に追いつくのは難しいだろうか？」という不安を抱えていることが多い。「高く評価している」とメッセージを明確に伝えることで、不安は解消され、自信を高められる

【飛び級評価】

- 育休取得による業務ブランクによって、Ｆさんは一時的に周囲の成長ペースからは遅れを取ったが、それを取り返せたということは、年功序列で評価・処遇するのではなく、**早いペースで成長するナースを「飛び級」で評価するシステム**が機能したことを意味している

した看護部も全国にはたくさんあると思います。

そこで、人事担当者の視点で、ＷＬＢ制度を利用したナースに対する育成・評価・処遇システムを機能させるポイントを一つだけ挙げると、やはり、**「ＷＬＢに関係なく、すべてのナースを公平に育成・評価する」という考え方を受け入れるレベルに看護部組織が成熟していること**だと思います。もちろん、看護管理職だけではなく、ＷＬＢ制度を利用するナースの同僚や先輩スタッフも同じ成熟レベルに達していないと困ります。

とはいえ、現場には新人から大ベテランまで、さまざまな階層のナースが混在していますし、看護部全体でみると、看護補助者（介護系スタッフや事務員）も在籍しています。全員がＷＬＢのしくみを体系的に理解しているとは到底思えません。

おそらく、ＷＬＢで成功した病院のスタッフは、ほぼ無意識のまま、ＷＬＢの正しい流れに順応していたはずです。ＷＬＢの取り組みを開始した時点から、病院全体で「何のために」「誰のために」というゴールを見定め、経営戦略として日常的に取り組み続けてきたことで、知らず知らずのうちに組織が成熟していったということかと思います。最も難度の高いテーマだと思いますが、ＷＬＢの最終到達点として視野に入れていただきたいところです。

それでは、こうした課題に日々遭遇している某病棟師長の生の声を紹介します。元気に気持ちよく働き続けるためには、やはり、ＷＬＢに関係なく、ナースとして育成・評価を行うことに尽きるという、現場の看護管理職ならではの思いが伝わってきます。

スタッフ側の状況

夜勤回数調整をはじめとする多様な勤務形態を認めてもらって、最初は安心して働いてくれていた育休からの復帰ナースも、やはり、働き続けている周囲の人たちと自身の専門職としての実力を比較することで、成長したいという専門職として上位の欲求が出てきます。実力があって、やる気のあるナースほど、そこで壁に当たりやすい印象があります。

病棟師長の側からすると

緩やかな勤務を経験した職員が、夜勤も頑張るようになったら、看護管理職として非常に助かるのは事実です。ただ、WLBが浸透した病院ゆえの贅沢な悩みなのかもしれませんが、専門職として、もっともっと前面に出てエース級に育ってほしいという思いがあります。育成ラダーに基づいて、評価・育成・労務管理が一体で進み、WLBに関係なく成長してくれるのであれば、看護管理職として助かりますし、病棟の現場の雰囲気もよくなります。

以上、ナースのWLBを成功させる実践的手法について、初級【STEP1】から上級【STEP7】まで段階的にまとめてみました。

ここからは仕上げです。ついつい見落としがちなこと、きちんと確認していただきたいことなどを整理していきます。

STEP8

勤務の多様性・ダイバーシティへの対応

❖「当たり前」の考え方

ＷＬＢについて最も大切なことは、「当たり前」の感覚を大切にすることだと思います。現場のスタッフの気持ちになって、普通に受け入れられる道筋を考えることは、そんなに難しくはないはずです。

逆に、「ＷＬＢは時代の流れ」などと、「当たり前」の感覚を無視して、理想だけを追いかけようとすれば、どこかに無理が生じてしまいます。何といっても、ＷＬＢも人事制度の１つ、対象が「ヒト」なのですから、世の中の潮流がどうであろうとも、「モノ」のように、キレイには整理できないことを知るべきです。

- 多様な制度を整備する一方、頑張る姿勢に欠けたり、仕事のレベルが低下したりしたナースがいれば、評価や報酬に反映する
- 多様な勤務形態は保障するが、頑張らない権利は決して保障しない

これが「当たり前」の感覚であって、ここが崩れると組織全体が腐ってしまいます。患者さんへの看護サービスの質も確実に低下します。

「労働力不足なので、育児中の方や60歳以上の方を積極的に活用する」……一見、何の問題もなさそうです。しかし、社会全体に課題と目標を訴えかける政策としては正しくても、ＷＬＢ

を推し進める現場の私たちが、こういった認識で対策を推進したら大変なことになります。「労働力不足でなかったら活用しないのか？」「育児中の方や60歳以上の方を見下していないか？」という問題指摘を現場から受けるからです。

ＷＬＢ制度の利用者を「助けてやっている」という意識は絶対にダメ、性別や年齢、働き方に関係なく、頑張る人をリスペクトし、そうでない人はそれなりに、というシステムが当たり前です。

❖「当たり前」に成功するには

実は、一定年数の経験のある看護管理職の方であれば、本当はみんな成功のヒントがわかっているはずです。ＷＬＢは特別なものではない、働くナースにとって、病院にとって、患者さんにとって、何が大切なのか、シンプルに考えたらよい……それだけの話です。

まずは病院が、法律の基準を超える優しいシステムを提供する覚悟を示すのです。多様な働き方は育児や介護を理由とする人だけのものではなくみんなのためにある、みんなが困ったときにも頑張り続けられるような職場環境を提供する、という指針で臨みます。法律は最低限にすぎない、というくらいの認識が必要です。

ちなみに、**「現場のナースが頑張ったら経営サイドとしてＷＬＢに対応しよう」**というよう

に、順番が逆になることは許されません。経営者と労働者では、経営者の立場がはるかに強いのですから、経営戦略に際して、まずは経営サイドが投資を行うのが「当たり前」です。

次にナースの皆さんは、WLBの制度を使ってペースダウンする期間を可能な限り短くし、専門職としてレベルアップする姿勢をみんなに浸透させることです。頑張れる人が頑張らなかったら、ナースに優しいシステムは必ず崩壊することを全員で理解する……そうした文化を看護部に浸透させるのです。

そして最後に病院が、ナースの皆さんの頑張りにシステムで応えるのです。ナースの皆さんが、患者さんのために、周囲のために、成長のために頑張ったのであれば、きちんと「頑張る姿勢に応える」、そして、「能力の向上に応える」……これがないと、優しい人事制度を使った人だけが得という間違った方向性が生まれてしまいます。

これらが確立されたとき、WLBというミッションは完成するのです。あとはひたすら正のスパイラルによって、取り組みを高めていくことに尽きます。いわば、**お互いがフェアプレイの気持ちで推し進めていく**のです。

ここで、1つのエピソードをご紹介します。

2013年、某県看護協会WLBフォローアップワークショップの開始を待つ私のもとに1枚のメモが届きました。作成者は当日欠席のC先生、「WLBで話題になる週休3日制や夜勤回数の調整などは、病院の就業規則に掲載されていない。労働契約法を意識して新しい概念を定義しなくてはならない。竹中さんに説明してもらったら?」……こんな内容でした。

メモを見て霧が晴れた感覚がありました。たとえば3歳未満の子どもを育てる方から希望があれば必ず夜勤を免除するなど、就業規則では、労働基準法や育児休業法で定められた最低限の労働条件を定義することが多いです。しかし、誰もが夜勤免除や好きな夜勤回数を選べるのだとしたら病院を運営できなくなるため、週休3日制や夜勤回数の調整までは就業規則に書けないのが実態です。

そこで、「WLBは少しぜいたくな制度なのだから、労働基準法に加えて労働契約法（フェアプレイ）を意識してもらおう。経営者や病棟管理者にも、ちゃんと主張してもらって、みんなでバランスをとることがWLBの本当の姿だ。そのほうが長い目でみるとみんな幸せになれる。なぜなら、誰もが夜勤回数を調整してもらえるような素敵な制度はこれまでなかったのだから」と説明しました。

後日、この内容をまとめてC先生に見ていただいたところ「悪くない」と返事をいただき、以降、お伺いしたすべての都道府県看護協会でお話ししてきました。本書も、この考え方に基づくものです。法律的には次のように定義されています。

労働契約法（労働契約の原則）第3条

＊労働契約は、**労働者及び使用者が対等の立場における合意**に基づいて締結し、又は変更すべきものとする。

＊労働契約は、労働者及び使用者が、就業の実態に応じて、均衡を考慮しつつ締結し、又は変更すべきものとする。

＊労働契約は、労働者及び使用者が**仕事と生活の調和にも配慮**しつつ締結し、又は変更すべきものとする。

＊労働者及び使用者は、労働契約を遵守するとともに、**信義に従い誠実に、権利を行使し、及び義務を履行**しなければならない。

＊労働者及び使用者は、労働契約に基づく**権利の行使に当たっては、それを濫用することがあってはならない。**

法律というと難しいという先入観があるのですが、WLBを成功させる当たり前の考え方が条文で見事に表現されていると思います。

STEP9

経営戦略としてのＷＬＢ

成功メソッド⑮ 人件費をコントロールする

さて、最終的に避けて通れぬテーマ……人件費の話です。

国の政策である「働き方改革」によって、病院全体でＷＬＢに取り組もうというところが増える中、ＷＬＢと経営の両立を大きな課題として指摘する経営者もいるようです。特に病院の場合、たとえば、自動車や電機メーカーなどの製造業が設備に巨額の投資を行うのと比較して、最大の投資対象は人ですから、人件費のコントロールは、経営と直結するとても重要なテーマとなります。

実際のところ、「看護部がＷＬＢに取り組む気持ちもわかるけれど、人件費が増えすぎてしまうのではないか？」と、経営層や事務部門から冷や水を浴びせかけられて、「……」となった看護部長さんもおられるのではないでしょうか？

ただ、少し冷静に考えてみてください。ＷＬＢで成功を収めている病院にも、「人件費が増えすぎるのでは？」という懸念はあったはずです。ですから、ＷＬＢと経営を両立させるシナリオは当然あるはずなのです。

これまで具体的に書かせていただいたので、ここではポイントのみ整理しますが、資料のよ

WLB（働き方改革）と経営を両立させるシナリオ

区分	テーマ	ポイント
難度Ⅰ	「各病棟にナースを何人配置する」という人員計画を明確にして、みんなで守る	**【量的充足】** ・人数が人員計画の範囲内に収まれば、人件費が急増することはない ・育児短時間も有給休暇付与も法律が保障する権利なのだから、権利取得できるように配置人数を増やすという先行投資を経営サイドが行い、投資を回収する収入目標を立てる ⇒よい職場環境となり離職が減れば、採用コストは低下し、無理のない平均基本給で看護部を運営できる ⇒組織が安定すると、新たな経営テーマに挑戦するゆとりが生まれて増収につながる ⇒数年で人的投資に見合う経営メリットを獲得できる
難度Ⅱ	夜勤を担当できるナースの人数の目標を明確にしたうえで、みんなで達成する	**【量的充足】** ・夜勤者を安定確保できれば、深刻な人件費の問題は発生しない ・夜勤手当引き上げや高額な基本給で夜勤要員を確保、といった新たな経費を計上する必要がない ・ナースの全体人数も増えない ・夜勤者不足→過剰な夜勤回数という負荷がかかった職員が離職→新たな採用コスト発生という深刻な問題が発生しない **【質的充足＝医療安全上の問題を未然に防ぐ】** ・少人数で相当数の患者に対応できるナースを、常に安定して確保できる ・不安のあるルーキーなどに無理な勤務をさせなくて済む
難度Ⅲ	育児休業等で成長のスピードを緩めた人が、再び上位に追いつくしくみを確立する	**【質的充足】** ・師長・主任級や高度な専門職といった中核となるナースが、WLB 制度利用者からも普通に供給される ・看護部全体の専門職としての実力が常に高いレベルで安定 ・看護レベルが高まれば病院評価も上がり、経営成果につながる ⇒**【質的充足】**のない WLB は必ずどこかで行き詰まる

うに段階を踏んでいけば、人件費のテーマにも対応できます。

ちなみに、このシナリオに沿ってＷＬＢを成功させた、ある病院の人件費率を調べてみたところ、全国の同種の病院の平均的な人件費率（公益社団法人全日本病院協会２０１６年度病院経営調査報告）と、ほぼ同じものでした。適切に対応すれば、柔軟で人に優しい人事システムを展開したうえに、人件費の課題も克服できる可能性が高いことを知っていただきたいと思います。

それに、そもそも人件費をコントロールできなかったら、現場の人事担当者である私たちの立場は危うくなります。一見、難しそうなシナリオに思えますが、人事担当者が、真っ先に手がけるべき、初歩的なテーマといえないこともないのです。


量的にも質的にもナースが充足すると、新たに採用したり離職を防止したりするための追加経費が発生しませんから、人件費は自然と目標範囲に収まるようになります。

さらに、看護部の機能が高いレベルにあるのですから、新たな収入を確保できる可能性も高まります。人件費が増えずに収入が増えれば、当然、人件費率が低下するわけで、今度はそこで確保した経営的なゆとりでさらに看護部に増員配置を行うなど、ナースと経営者がともに満足できる状況ができあがります。

この場合、患者さんに対してもますます優しい病院運営ができるでしょうから、「マネジメン

トに関係するみんなが満足するとき、大きな経営効果が生まれる」というＰ・Ｆ・ドラッカーのマネジメント理論に沿った職場を実現できることになります。あとは、この流れを確立して高めていくように、正のスパイラルを推し進めていくだけで大丈夫です。

このように、一度システムが軌道に乗りさえすれば、人件費のコントロールは、そこまで難しいことではないと思います。

人件費の課題が出ると、ついつい「どのように人件費の増加を抑制するか」「どうしたら人件費を減らせるのか」といった、経費節減の視点で考えがちです。ただ、その視点だけでは、縮小均衡、人を減らして人件費を縮小→人不足で職場は疲弊して、モラールも低下→収入確保の取り組みが弱くなり収入が減る→さらに人を減らして……という負のスパイラルを招くことにもなりかねません。ですから、**人件費のコントロールは収益拡大とともに行うという理想を常に意識して取り組みたい**ものです。

そのためにも、ＷＬＢと人件費について、資料の難度Ⅲ「育児休業等で成長のスピードを緩めた人が、再び上位に追いつくしくみを確立する」への対応を、決してもらさぬようにお願いします。**ＷＬＢ制度利用者から続々と高いレベルのナースが生まれることこそ、ＷＬＢの究極のテーマ**ですから、どんなに難度が高くても、必ず成功させるという意気込みが必要です。

最後に、どうしても触れざるを得ないことがあります。私は、ＷＬＢに取り組みながら人件費をコントロールすることは、そんなに難しくないと考えていますが、それでも、**何もしなければ人件費はコントロールできない、ＷＬＢをやる以上、人件費の問題が深刻化する**とは思っています。

ナースの皆さんが人件費について考えることをせず、看護管理職もＷＬＢ制度の利用者も、みんなで楽に楽に、使える権利は全部もらおう、という考え方でいた場合、紹介した資料の正反対、ＷＬＢと経営が両立しないシナリオが自動的に進行することになります。スタッフは増え続ける一方で夜勤者は減り続ける、ＷＬＢ制度利用者から人材が育たない……それが最終的にどんな結果をもたらすのか。

「ＷＬＢに取り組む前よりも、法律どおりにＷＬＢに関する権利をすべて行使してもらっている今のほうがひどい」と嘆いておられる看護管理職の皆さんであれば、よくご存知かと思います。業務負担がかかりすぎた優秀なスタッフが次々に辞めて、看護レベルが低下する、新しいテーマに取り組むゆとりもない、だから、経営目標を掲げるゆとりさえもない。それだけ深刻なのに、「看護部の人件費率は高い」と経営サイドからは責められる――。

こんな負のスパイラルに陥らないためにも、人件費をコントロールすることについて、常に意識していただきたいところです。

成功メソッド⑯ 人事関連テーマの取り組みをトータルで進める

さて、ここまで読み進めてきた皆さんは、すでに気づいておられると思います。ＷＬＢは、就業規則を学んで労務の専門知識を拡充したり、子育てや介護の支援システムを整備したりするだけの話ではないはずです。

きちんとした意図をもって採用を行い、着任したナースを育成し、その状況に応じた評価を行って処遇に反映することが必須です。さらに、収益の状況を無視して人事システムを整備できるわけがありません。そうした一連の流れの中にＷＬＢが位置づけられるのですから、常にトータルで進めることを意識していただきたいところです。

日本看護協会や都道府県看護協会では、ＷＬＢ・育成ラダー・賃金モデル・評価など、人事関連のさまざまなテーマへの取り組みを進めています。これらはすべてつながっている一連のテーマであることを理解しておくと、成功する確率が上がると思います。トータルで進める以上、「ＷＬＢのことを私たちは理解できた、今度は次のテーマにいこう」などという考え方はあり得ません。**歩みを止めることなく、常に進化させていくこと**が必要です。

私が病院の組織管理を担当するようになって、約20年です。正直に申し上げますが、ＷＬＢ

のテーマにおいて、成功したという実感を抱いたことは、これまでに一度もありません。看護部の人たちと話し合い、協力をあおぎながら、何とか切り抜けてきた感じです。とにかく、さまざまなテーマをセットで進めていかない限り、すぐに状況が悪化してしまうのです。**女性中心で24時間体制の看護部において、WLBは最も難しくて大切な人事テーマ**だと認識しています。

ところで、人事システムをオフェンスとディフェンスに分けた場合、ルールや手順に基づいて緻密に進めるべき給与計算や勤務管理がディフェンスであるのに対して、WLBは典型的なオフェンスだと思います。採用も、評価・処遇も、さらには新たな勤務形態を提案するという意味では勤務管理さえも、WLBにおいては、どんどん攻撃的にアイデアを出して進めていく姿勢が大切です。

収益管理の場面では財務チームと連携しますし、育成プランに関連して専門職育成チームとの協働作業も展開します。**アイデアは自由そのもので制限もない、だからこそ、WLBは経営戦略として面白いし楽しい**……こんなノリで進めていくことをお薦めします。

WLB は経営戦略

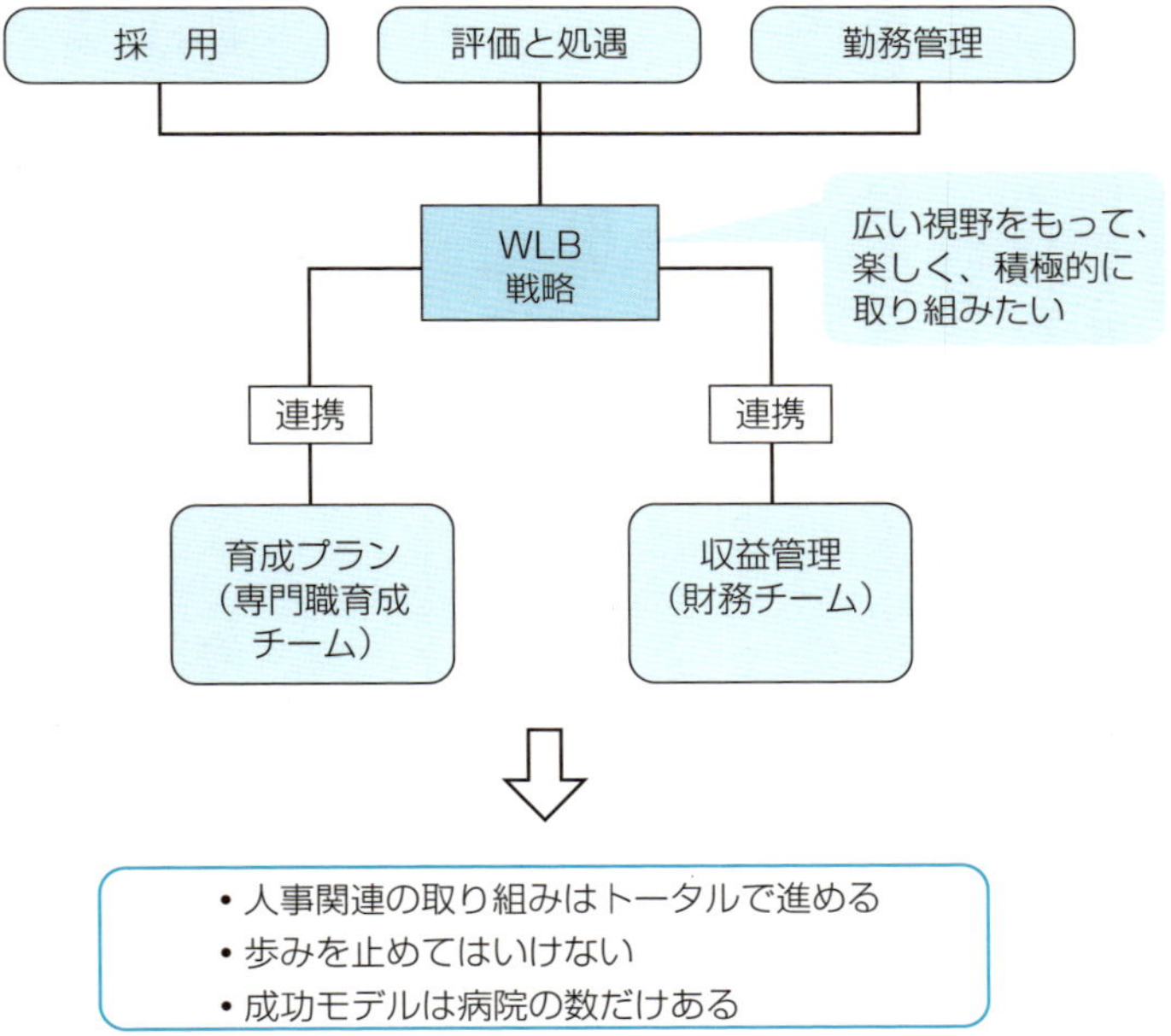
採　用
評価と処遇
勤務管理
WLB
戦略
広い視野をもって、
楽しく、積極的に
取り組みたい
連携
連携
育成プラン
（専門職育成
チーム）
収益管理
（財務チーム）
• 人事関連の取り組みはトータルで進める
• 歩みを止めてはいけない
• 成功モデルは病院の数だけある

Q

病床数約200床の急性期病院で看護部長をしています。最近、ようやくWLBへの本格的な取り組みを始めたのですが、勉強すればするほど、テーマの範囲が広いことに気づき、途方に暮れています。ただ、看護部の現場は疲弊していて、何かしなくてはという切実な思いです。最初に何から始めたらよいのか、率直に教えてください。

A

私でしたら、答えは1つだけ、師長級・主任級のフォローです。「看護職のWLBインデックス調査」では、ある際立った特徴が結果に表れています。参加病院の平均指標をみると、回答者（現場のナース）の上司（師長・主任）に対する満足度が明らかに高いのです。これに対して仕事そのものや経営、さらに人事制度への満足度は低い。この結果が意味することは、全国の看護の現場にはスタッフの不満があふれているものの、師長さんや主任さんがすごく頑張ることで、何とか支えられているということです。しかし、このままでいいわけではありません。

経営戦略として人事の権限を行使できる人が本気で取り組まない限り、師長や主任がつぶれていく可能性が高まります。採用、評価・処遇、育成、労務、組織管理などすべての対策をトータルで進める、さらに収益管理もセットで進めることがWLBです。そのために、まずは師長・主任をはじめとする中間管理職が元気になれるような取り組みから始めてはどうでしょう。

つまり、今、師長や主任が抱えている組織マネジメントに関する課題を丁寧に拾い出すことに尽きます。WLBインデックス調査のデータをみる限り、そうした取り組みは、必ず、WLBの成功につながってゆくはずです。

正直なところ、どのような組織であろうと、師長や主任のような階層が元気でさえあれば、大概のテーマは割と簡単に解決できるように思います。

ちなみに、師長・主任級が元気になったら、次はチームリーダー級のナースが元気になれるような取り組みへと移行します。「看護部組織を支えるうえで最も大切な階層は?」という問いかけを行うことで、自然と成功の道筋が浮かび上がってくるはずです。迷っているゆとりはありません。看護部長さんは大変ですけれども、頑張ってください!

師長・主任が抱えている組織マネジメントの課題の1つに、ハラスメントに関することがあります。WLBにおけるパワーハラスメントの問題は、最近、発生頻度が高まっているように思います。

Q

最近、ハラスメントへの理解が深まったのはよいのですが、一方で「上司に厳しく言われたら、何でもパワハラと主張したらいい」というような、とんでもないスタッフも出てきました。そのために、特にWLBの関係では、育児世代のスタッフに夜勤や急な勤務変更をお願いする際、ずいぶん気を遣うようになりました。看護管理職は追い詰められてきています。どうすればよいのでしょうか？

A

かつて、労働者から労働基準監督署に対する相談で一番多かったのは解雇関係だったのですが、近年はハラスメントが増えているのだそうです。

「T師長がパワハラを行っている。報復が怖いので自分の名前は出さないでほしい。T師長を異動させなければ公的機関に申し出る」という主旨の訴え（ちょっと極端すぎる内容ですが）が届いた場合、どう対応すべきでしょうか？

もちろん、これが事実なら、放置すれば病院組織全体で人権侵害に加担するようなものですから、速やかな対処が必要です。しかし、一方で着目すべきことがあります。それは、この訴えが師長（上司）の処分を暗に求める、外罰性を伴った要求であるということです。

ちなみに、研修などでは、T師長に説明したうえで、中立的な視点で一定の調査を行い、真偽を確認するような対応が紹介されることもあるようです。しかし、現場の感覚として、そのような教科書的対応だけでは、残念ながらこの問題を乗り切れないと思います。もし私がT師長の立場だったら、いくら中立的な調査だと言われ、理屈ではわかっていても、「自分は組織に疑われているのだ」と相当なショックを受けます。仮にパワハラの実態がなかった場合、この調査だけでT師長は精神的に参ってしまう可能性があります。

では、秘密裏に調査をしたらどうでしょうか？　これも現実には通用しない手法です。現場を掌握している普通の師長でしたら、確実に微妙な動きを察知します。その場合、秘密にしたぶんさらに悪く、信頼関係は崩壊しますし、仮にパワハラの実態があった場合、被害者も危険な立場に置かれます。

パワハラの訴えが増えるということは、冤罪のリスクが高まるということでもあります。万全のハラスメント対策をとるのと同時に、訴えられるリスクが増した看護管理職の精神面のサポート体制も強化していただきたいところです。

私が考える実践的対応とは「人事担当者は、パワハラを申告した人の立場を保護しつつ、中立的な立場で調査に当たる一方で、看護部の誰かがT師長に寄り添ってメンタル面のサポートを行う」というものです。パワハラを訴えられた看護管理職は孤独なのですから、看護部全員が傍観者にはならないでいただきたいと思うのです。ご質問のとおり、WLBの取り組みの中で、看護管理職が難しい対応を強いられる場面は増えています。看護管理職が自信をもち、安心してマネジメントに当たる環境を整えることは、WLBを成功させるうえで大切なテーマです。

看護部の皆さんは法律家ではありません。看護部長が責任をもって指名した大切な師長を信じる／支えるという視点をもつことは、ハラスメント対策のうえでも許されるはずです。

STEP10

ＷＬＢ完成の鍵は看護部にあり

さて、ここまでの話を振り返ってみて、ＷＬＢは経営戦略であり、すべての人事施策を投入し、看護部と経営陣とが力を合わせて実行するものなのだと、ご理解いただけたのではないかと思います。しかし、実際にＷＬＢを担当している立場から申し上げると、ナースのＷＬＢが成功する最後の鍵は、経営陣でも人事チームでもなく、やはり看護部……ナースが握っているのだと思います。

成功メソッド⑰ ストレスチェック集団分析による超過勤務対策

❖定時退勤だったから頑張れた——ＷＬＢ成功モデルの体験談から

私は、育休から復帰してＷＬＢ制度による緩やかな勤務を経験した後、比較的早い時期にチームリーダー級として活躍したり、主任級に昇格したりしたナースに「今のポジションに至る過程で、何が最も大切だったのか？」という質問をしてみました。すると、全員から、ほぼ同じ答えが返ってきました。

それは、「定時退勤が大きかった。超過勤務が日常化していたり、研修が時間外に行われたりすることがなかったので、大変なときも前向きに頑張れた」というシンプルな回答でした。

夜勤回数の調整や処遇システムも、もちろん大切でしたが、看護部による最も基本的な対策が根底にあってこそだったのです。

ほとんどのナースは、「再び出産前のように頑張れるのだろうか？」と不安な状態で育休から復帰します。そのときに、周りのナースが出席する研修に出られなかったり、みんなが担当する仕事ができなかったりすると、徐々に自信は失われていきます。

たとえば、保育園の迎え時刻が18時までの場合、17時30分開始の研修には事実上出席できません。こういうとき、性格の優しいナースほど、研修を定時内にお願いしますという言葉を呑み込んで我慢します。なぜなら、日中は忙しすぎて、超過勤務が当たり前の職場ですから、自身のためにわがままを言えないと、周囲に気を遣うからです。

こんな生活が相当期間続くと、「自分は落ちこぼれたのだから……」と、一歩引いた働き方を選ばざるを得ないというわけです。その結果、すべてのＷＬＢの取り組みがマイナスへと向かう「負のスパイラル」が始まってしまうかもしれないのです。

看護管理職の皆さんの中には、育休から復帰したナースは日勤ばかり、楽な仕事ばかりだから、残りのスタッフが大変と嘆く方もおられます。しかし、**「定時後の研修は当然」という看護部の文化が、頑張りたいナースの成長の道を閉ざしている**ということはないでしょうか。研修に参加できないために、看護チームの戦力として補助的要員となり、結果的に看護管理職の皆さんの仕事を難しくしている可能性について、一度真剣に検討していただきたいところです。

もちろん、「すべての研修を定時内に」ということではありません。他の職種と比較して自己啓発の意識が強く期待されるのもナースの1つの特徴です。それでも、どうしても参加させたい研修については、1つでも2つでもいいですから定時内に実施し、労働時間が短かかったり夜勤ができなかったりしても育成機会を等しく保障するという姿勢を示しておく必要があると思います。


さて、こうした主張に対して「育児をするナースに甘すぎる。私たちの頃は、そんなに優しくはなかった」と思う大ベテランのナースがいるかもしれません。お気持ちはお察ししますが、その分、年金で優遇されて、甘い対応を受けておられます。育児世代の人たちは、年金のところで苦労されるのですから、それこそお互いさま意識で優しく受け入れていただきたいところです。

超過勤務対策というと、まずは平均残業時間短縮といった取り組みが思い浮かぶかもしれませんが、それは事務部門に任せておいても、まあ大丈夫です。大切な研修を定時内に移行することは、看護部だからこそできる労働時間管理対策です。平均残業時間対策以上に現場に勇気を与えると思います。

Q WLBの代表的なテーマとして、「超過勤務削減」と「有給休暇取得率アップ」があると思います。比較するとしたら、どちらが大切ですか？

A 日本看護協会の委員として、WLB推進ワークショップなどで、たくさんの病院の取り組み発表を聞かせていただいた中で、私は、超過勤務削減についてコメントさせていただくことはあっても、有給休暇取得率アップについては、じっと口を閉ざしておりました……これがズバリの答えです（笑）。

もちろん、有給休暇取得日数が増えることには大きな意味がありますので、頑張っていただきたいのですが、本文でも書いているとおり、有給休暇対策は頑張ってほしいテーマ、超過勤務対策は頑張らないといけないテーマだと思います。

ちなみに、正確な統計を取ったわけではないのですが、超過勤務時間数がすごく多い病院なのに、有給休暇取得日数がたっぷり……という事例はあまり見たことがありません。これに対して、超過勤務時間数が少ない病院では、有給休暇取得日数もたっぷりという事例をたびたび見ました。なぜそうなるのか、皆さんが想像されるとおりだと思います。

ですから、超過勤務を減らすのが先で、それが実現すると、有給休暇を取得する環境も整うというスタンスで臨んでいます。

人事労務担当者の仕事としても、わかりやすく説明ができます。たとえば、労働者の超過勤務時間が多すぎたとき、私たちに不適切な対応があれば、労働行政当局からの厳しい指導は避けられないものとなります。これに対して、有給休暇の関係は比較的緩やかです。超過勤務対策が甘いと、労働者の健康被害が強く懸念されますが、有給休暇対策は、それよりは……という説明もできます。

ただ、強いて比較を行ったものですからこのような書き方となりましたが、私たち人事労務担当者も看護部の皆さんと同じく、常に超過勤務と有給休暇の両方の対策を行っています。ともに大切な指標であることに違いはありません。

❖退勤時刻とストレスの関連――ストレスチェック集団分析結果から

実は、超過勤務対策の重要性は、2016年度に全国で始まったストレスチェック制度の中でも確認できました。このストレスチェック制度、私たち人事担当者の間でも、その効果に対して懐疑的な見方をしていた方が少なくなかったように思います。しかし、私の所属法人で、職員参加率95%以上という状況で実施されたストレスチェックテストの2年間の集団データを分析した結果、このシステムが、スタッフの健康管理に大切な役割を果たすことを実感できました。

そんな、ストレスチェック集団分析と並行して、超過勤務対策を実施してみたところ、成果が表れ始めています。公開可能な範囲を少しだけ資料にまとめましたのでご覧ください。

当法人の2病院には合計で12病棟ありますので、まず、「総合健康リスク」の高い病棟群と低い病棟群、6病棟ずつに分けてみました。健康リスクが高い病棟群の平均総合健康リスクは110・2、健康リスクが低い病棟群の平均総合健康リスクは87・5ですから大きな差が出ています。

次に、総合健康リスクに影響している要因を探るために、各項目に注目しました。すると、「仕事の量的負荷」について大きな差を確認できました。健康リスクが高い病棟群が9・6、健康リスクが低い病棟群は8・2です。

ストレスチェック集団分析の活用

- 医療福祉機関で最大の投資は「人」に行われる
- 経営と健康リスクを合わせたマネジメントが大切

項目別数値（全国平均）			
仕事の量的負荷	仕事のコントロール	上司の支援	同僚の支援
低いほどよい	高いほどよい		
8.7	7.8	7.5	8.2

- 総合健康リスクが高い6病棟と低い6病棟の労務指標に注目
- 退勤時刻に傾向⇒ある1カ月の全職員夜勤退勤時刻を調査

項目	全国平均	総合健康リスクが	
		高い6病棟の平均	低い6病棟の平均
総合健康リスク	100.0	110.2	87.5
仕事の量的負荷	8.7	9.6	8.2
夜勤退勤打刻	—	9：48	9：14

※総合健康リスク：100.0が標準．高いほどリスクが高く、低いほどリスクも低い．
※項目別数値：全国の受検者平均との対比．仕事の量的負荷は数値が低いほどよく、他の項目は数値が高いほどよい．

- 労務指標…退勤時刻以外に大きな差は見受けられない
- 約30分の退勤時刻の差が総合健康リスクを大きく高めた可能性？

ストレスチェックテストには全産業から参加していますから、24時間体制のナースの場合、私は「仕事の量的負荷」の項目では、全受検者平均より高い指標が出る……つまり「仕事の負担が重い」という結果が出るのが当然と推測していましたので、全受検者平均8・7を下回る、健康リスクが低い病棟群の8・2という指標は、全く意外でした。

実は、意外だったことがもう1つあります。病棟機能・配置人員・患者数などがすべて似ている病棟でも「仕事の量的負荷」の指標に差が出たことです。これは、仕事量以外の部分で「仕事がしんどいなあ、負担が重いなあ」という要因が存在する可能性を示しています。

そこで、私は、ストレスチェックテストの指標と労務指標（有給休暇消化率・夜勤回数・超過勤務など）を比較してみました。すると、最も違いが見られたのが「退勤時刻」だったのです。資料で紹介しているのは、ある月の夜勤終了後の退勤打刻時間の平均です。総合健康リスクが高い病棟群は、低い病棟群より退勤時刻の平均が34分遅くなっています。

私は仮説を立てました。**退勤時刻の差が総合健康リスクを高める要因になるかもしれない**というものです。一般企業のように月30時間以上もの超過勤務を行うわけでもないのに、どうしてこんなに業務負担感の差が出て健康リスクが悪化するのか……その答えは、現場で働くナースの皆さんでしたら思い当たるはずです。

ナースはチーム行動が多く、優しい人も多いです。自分の仕事が終わっていても、ほかの人の仕事が終わっていなければそれを手伝う、また、ほかの人が終わるまで待っている人もいます。元々しんどい仕事なのですから、そうした居残り1分1分がストレスを重くするのかもしれないのです。**人事システムを新たに作るのは難しくても、定時退勤に力を入れることは、今すぐにでもできる**と思います。今さらながらですが頑張っていただきたいＷＬＢのテーマです。

さて、この定時退勤のテーマですが、ナースの皆さんにとって大切な、人事制度の導入にも大きな影響を与えることが確認されています。週休３日制の導入を見送らざるを得なかった病院の事例を紹介します。

概要

私は、ある急性期病院のＷＬＢを支援していました。看護部の皆さんは、特に育児短時間→週休３日制（短時間正職員）の移行が進むことで、育児中のスタッフが夕方も働いてくれるようになることを期待していました。経営サイドも、週休３日制を事前研究しておられたので「看護部の提案に賛成です。前向きに検討しましょう」と支援を約束されました。ところが、この病院の週休３日制の検討は、早々に打ち切られました。当の看護部が希望を取り下げざるを得なかったからです。

超過勤務が当たり前であったために……

導入に反対したのは育児短時間のナースの皆さんです。しかし、この人たちも週休3日制そのものには大賛成でした。ただ、勤務の現状がひどすぎたのです。

この病院では、育児短時間のナースは15時30分に帰宅するルールだったのですが、実態は定時の17時直前まで、ほぼ毎日居残りをしていました。これで週休3日制を導入したら、今度は17時に帰宅することなどできるはずもなく、18時以降が事実上の定時とされてしまう。それでは保育園のお迎えに間に合わないので、週休3日制は魅力的だけど拒否せざるを得ない……と育児短時間の皆さんは考えざるを得なかったのです。

お金の面でも……

さらに、育児短時間の方は毎日定時近くまで居残りしているのに、給与は育児短時間で少なくなったままでした。すべてサービス勤務扱いだったのです。これも育児短時間の人たちが「週休3日制なんていっても、うちの病院では無理」と不信感をもった理由です。

経営サイドがやる気になったのに、看護部自身で制度導入をつぶしてしまったようなものです。さまざまな事情はあったと思うのですが、定時退勤できないことのストレスを見過ごすと、WLBどころではなくなってしまうことを知っていただきたいです。

成功メソッド⑱ 育成ラダーの実践的活用方法「階層評価システム」

ついに最後の成功メソッドになりました。

「WLB推進の結果、夜勤への意識が低下してしまった。24時間体制の病院で夜勤がもつ大切な意味を理解していない人が増えて困っている」

このようなWLBの典型的な悩みに対しても、看護部だけで対応できる決定的な方法があります。それは、夜勤がもつ大切な意味を理解してもらうことです。私たち人事担当者には難しくても、看護部の皆さんにとって、そんなに難しいことではないと思います。

❖法令上の手当だけを基準に夜勤を考える必要はない

たとえば、毎年4月に着任する新人に対する育成プログラムが進行していく中、着任後1年が経過しても夜勤に起用されない新人がいます。体力面の不安があるわけでもなく、その新人は夜勤に入りたいのですが、看護部が夜勤起用を見送っているのです。

つまり、この事例から、**看護部は能力判定を行ったうえで「夜勤を行う専門的な実力あり」と評価したナースだけを夜勤に起用している**ことがわかるのです。

私たち人事担当者にとって、夜勤は、法令に沿って深夜割増賃金（負担の重い勤務に対する賃金）支給を求められる勤務形態です。しかし、看護部の皆さんが、夜勤を、深夜割増賃金という法令上の手当だけの話題で済ませてしまってよいものでしょうか？　看護専門職として夜勤者をきちんとリスペクトする必要があるように思います。

❖夜勤を能力として定義する

全国で多くの看護部が、育成ラダーに取り組んでいると聞きます。2016年に公表された「看護師のクリニカルラダー（日本看護協会版）」では、看護の核となる実践能力を「ニーズをとらえる力」「ケアする力」「協働する力」「意思決定を支える力」の4つとし、レベルⅠからレベルⅤまで、レベルごとの目標を定めています。

仮に、看護部が一人前とみなすレベルの到達目標の1つに「夜勤ができる」と掲げたら、人事担当者の私は「法律で夜勤免除を保障された人の人権を侵害している。その到達目標は法律違反レベルだ」と取り消しを求めます。

しかし、次の場合はどうでしょうか。

一人前レベルの到達目標を「1人で○○人以上の入院患者に対応する力がある。症状の急変などに単独で対応する力がある」などとした場合、私は文句をつけることができません。さて、ナースの皆さんでしたら、私が申し上げたいことに気づかれたはずです。言葉を変えて表現することで、育成ラダーに夜勤を組み込もうとしたのだと……。

少し想像してみてください。私が新着任のナースだとしたら、まずは、何とか一人前レベルに到達したいと考えます。**夜勤ができる能力があるかどうかで、専門職としての階層評価「一人前レベルかどうか」の判定がなされるのだとしたら、自発的に頑張ろうとする**ような気がします。

このように、専門職としてレベルアップすることのメリットを、看護部として打ち出す努力をお願いしたいところです。それに安全確保の視点からも、労働者としての権利とは関係なく、個々のナースに夜勤対応能力があるかどうかの判断をしておくことは医療機関の責任です。そうでないと緊急時の対応に困ります。

❖「夜勤ができて一人前」を否定しない

ナース経験の浅い皆さんから、体験談として聞く話です。

「初めて夜勤をしたとき、1人でたくさんの患者さんを担当して、とてもドキドキしました。今は少し慣れてきましたが、それでも昼とは全然違う責任の重さがあります」

一方で、チームリーダー級の人たちから聞く話です。

「経験を重ねても、夜勤の緊張感は変わりません。勤務開始前は、今日も無事故であってほしいと願い、朝、出勤してきた人たちの顔を見て、大切な役割を果たせたとホッとするのです」

この2つの体験談では、実はとっても大切なことが語られているのではないでしょうか。

かつて、WLBがブームのように取り扱われていたとき、「ナースは夜勤ができて一人前」という考え方は、WLBの理念に反するという有識者からの指摘を耳にしました。しかし、私たち医療関係者は「ナースは夜勤ができて一人前」を否定してはならないように思います。

法令上の夜勤免除の権利はきちんと保障されないと困りますが、**夜勤を担当できる実力があり、実際にその責務を背負っている方が、もっともっとリスペクトされないと、ナースの皆さんは救われません。**

「急変の多い時間帯に少人数で難しい役割を果たすことを、法令上の深夜割増賃金などと同列に扱わないでほしい。ナースの専門性を甘くみるな！」

これは、専門職のナースの皆さんだからこそ発するべき、WLBの主張だと思います。専門職として一定のレベルに到達していない方はもちろん、一度は到達していた方でも、交代制勤務の現場から相当期間離れてしまったら、専門職としてどういうレベルになるのか。これを常に認識しておくことは、ナースの皆さんの大切な役割だと思います。

おわりに――医療機関は、ナースは、WLBの道を切り開く覚悟を！

さて、いよいよまとめです。

本書で私がお伝えした内容は、これまでにナースの皆さんが聞いたことのないものが多かったかもしれません。それは、WLBという課題において、ナースのような悩みに遭遇し、かつ克服した先進事例は少ない……というより、ないものと推測するからです。

女性比率・育休比率が圧倒的に高いうえに、24時間体制というのがナースの特徴で、そんな業種はほかにはありません。ですから、他業種の先進事例をモデルにして対応するだけでは、元々ナースのWLB対策としては不十分だと思うのです。

ナースのWLBを成功させるためには、ナースの専用モデルを確立する取り組みが絶対に必要なのです。

「ナースは新しい道を切り開く覚悟でWLBに取り組む」ことが、すべてのスタート地点となります。そして、そうした認識を、看護部長・事務部長からルーキーの皆さんまで、みんなで共有したときから成功の歯車は回り始め、状況は好転していくのだと思います。諦めたらそこでゲームオーバーです。

そもそも、出産とか、子育てとか、年齢とか、あるいは体調を崩したとか、そんな理由で大切なスタッフが辞めていく病院は悲しすぎます。病院は、優しい気持ちで頑張ってくれる人を辞めさせてはいけない。**今、目の前で頑張っている人が「よかった」と思えるものでないと、WLBに取り組む価値が半減**します。

また、今、献身的にチームを支えてくれている人を大切にすることが、新しく着任する人を大切にすることにつながります。それに、働く人が安心できないような病院は、患者さんにとってどうなのでしょうか。病院にとって、働く人より大切なルール（人事制度）は存在しない。当たり前のことです。

最後になりましたが、日本看護協会に委員として招聘された２０１２年から、ＷＬＢのテーマについて、全国でたくさんのナースの皆さんとお話しさせていただきました。都市部の大きな大学病院もあれば、過疎が進む地域を支える小さな公立病院もありました。20歳代の若手ナースが大半という看護部もあれば、40歳代が若手という看護部もありました。当然、聞かせていただくお悩みはさまざまでしたが、共通していることが2つありました。それは「**ナースという大切な仕事をみんなで守りたい**」ということ、もう1つは「**頑張っているナースを守りたい**」ということです。そのお気持ちがある限り大丈夫です。

勉強熱心なナースの皆さんは、私のような人事担当者を講師に招くと、いつも丁寧にメモをとっておられました。しかし、現場のことは現場の人が一番よくわかっています。**最高のコンサルタントは、ナースの皆さんご自身**だと思います。皆さんが日頃から相対している臨床の困難な課題を思えば、ＷＬＢを成功させることなど、どうということはありません。前向きに、自信をもって取り組まれたら、きっと成功するはずです。日本で一番人口の少ない鳥取県から、こっそりと応援しています。

索 引

■著者紹介

竹中君夫（たけなか・きみお）
社会医療法人明和会医療福祉センター法人本部人事主幹

1988年広島大学文学部言語学専攻卒業後、株式会社日立情報ネットワーク（現：株式会社日立システムズ）へ入社。1996年社会医療法人明和会医療福祉センター（鳥取市）に着任し現在に至る。

2012年以降、公益社団法人日本看護協会において地域へのWLB普及推進委員会や看護労働委員会の委員などを歴任。また、所属する明和会医療福祉センターは2016年度厚生労働省「均等・両立推進企業表彰」ファミリー・フレンドリー企業部門厚生労働大臣優良賞を受賞（医療機関初受賞）。都道府県看護協会等が主催する研修会等で「ナースがやりがいをもって働き続けられる」ための取り組みを支援しており、訪問協会は30を超える。

2016年2月からは、日本看護協会機関誌月刊「看護」で「看護管理者が元気になる！看護と人事の協働で実現するWLB」を連載。採用、階層別教育、評価・処遇などを専門とする。

○著者へのご質問・お問い合わせ先（takenaka@mmwc.or.jp）

ナースが元気《げんき》になる人事管理《じんじかんり》
WLB《ワーク・ライフ・バランス》成功《せいこう》メソッド18

2018年 8月 1日　第1版第1刷発行　〈検印省略〉

著者……竹中君夫《たけなかきみお》
発行……株式会社 日本看護協会出版会
〒150-0001 東京都渋谷区神宮前5-8-2 日本看護協会ビル4階
〈注文・問合せ／書店窓口〉TEL / 0436-23-3271 FAX / 0436-23-3272
〈編集〉TEL / 03-5319-7171
http://www.jnapc.co.jp
印刷……三報社印刷株式会社

ISBN978-4-8180-2125-9